痛みの内科診断学

福岡大学病院総合診療部　**鍋島茂樹**　著

南 山 堂

カラー口絵

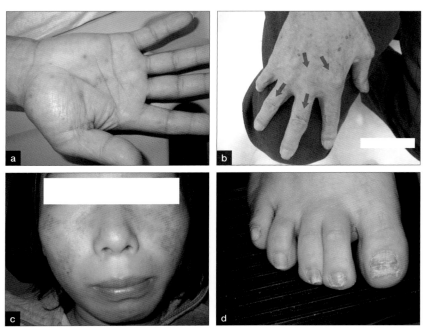

口絵1 痛む周囲や離れた部位に出る特徴的所見（p.48の図5-1）
a：掌蹠膿疱症，b：Gottron sign，c：蝶形紅斑，d：尋常性乾癬における爪の変化．

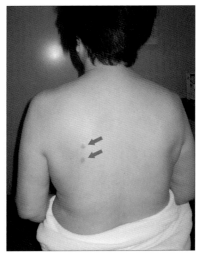

口絵2 背部の小さな帯状疱疹
（p.49の図5-2）

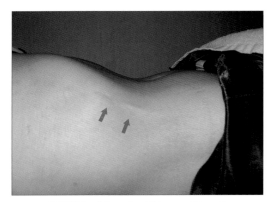

口絵3 Mondor病（p.49の図5-3）
右季肋部から側腹部にかけて一条の皮下索状物を認める（矢印➡）．

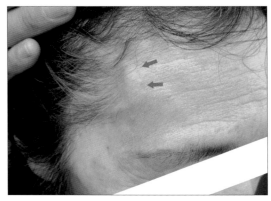

口絵4 巨細胞性動脈炎(側頭動脈炎)(p.51の図**5-4**)
リウマチ性多発筋痛症に巨細胞性動脈炎(矢印➡)を
合併.

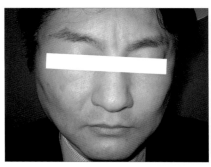 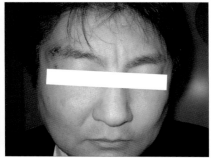

口絵5 顔面帯状疱疹(p.51の図**5-5**)
初診時,「右眼の上を虫に刺された」という主訴で来院.数日後に右図のように水疱が
顕著となり,帯状疱疹と診断した.

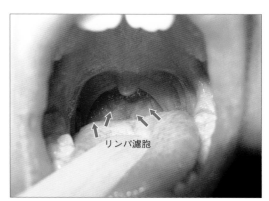

口絵6 インフルエンザ患者の中咽頭
(p.53の図**5-8**)
咽頭後壁にイクラ様のリンパ濾胞を認める(矢印➡).

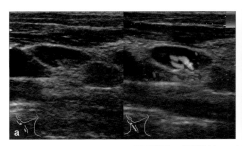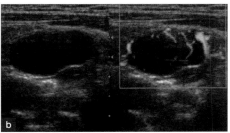

口絵7　頸部リンパ節腫脹（p.54の図5-9）

a：菊池病. リンパ門に一致した血流の増加を認める.
b：リンパ門がはっきりせず, リンパ節周囲からの血流を認める.

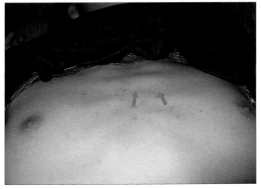

口絵8　Tietze病（p.56の図5-14）

左第2胸肋関節の腫脹（矢印➡）と圧痛を認める.

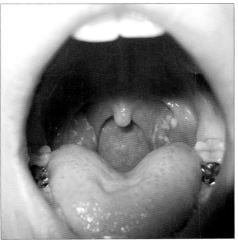

口絵9　伝染性単核球症の口腔内
（p.101の図7-3）

扁桃の腫大, 白苔の付着, 咽頭後壁のリンパ濾胞が認められる.

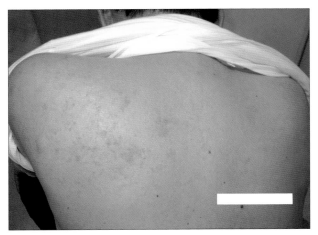

口絵10　背部に出現した帯状疱疹（第6病日）
（p.115の図7-7）

右Th2〜3領域に一致して, 小紅斑および一部に水疱を含む丘疹を認めた.

◪ はじめに ◪

　一般外来で「痛み」を主訴とする患者は多いが，痛みが得意な内科医はそう多くない．患者は説明できない痛みを経験すると，「内臓が悪いのでは？」と内科の門を叩くことがある．そこで内科医は患者をひととおり診察することになるが，自分の専門分野の疾患ではないとわかった場合，今度は整形外科や神経内科，あるいはペインクリニックへと患者を紹介することになる．時に，精神科や心療内科へと紹介することもあるだろう．痛みは，外傷や筋骨格系の痛み，内臓疾患，はては心の痛みまで千差万別，多種多様である．しかし，すべての痛みは病態の理解，そして診断につながる多くのことを語っている．臓器別疾患の一症候としてのみ痛みをとらえるのではなく，痛みそのものの性状に耳を傾けることで正しい診断を行うことができれば，内科医として大きな喜びである．

　痛みを和らげる鎮痛薬は，近年，さまざまなものが開発され，さらに適応疾患も広がりつつある．ところが内科医は，緩和医療を行っている一部の医師をのぞき，鎮痛にあまり気を使わないことが多い．筆者が若い頃，急性腹症の患者は，所見が消えてしまうので診断がつくまでオピオイドを投与してはいけないと習った．筆者をはじめ多くの医師が，痛みに苦しむ患者を前に長々と問診や腹部診察をしてきたが，これは実に非人道的であった．現在，『急性腹症診療ガイドライン 2015』では，鎮痛をまっ先に行うべき処置としている．また，高血圧や糖尿病で外来に通ってくる患者が，足や腰の慢性痛を訴えることはしばしば経験する．内科医は，これを整形外科に丸投げするか，せいぜい湿布や非ステロイド性抗炎症薬（NSAIDs）を処方して，それで終わりとすることが多い．しかし，たとえ整形外科的疾患であっても，その時点である程度の診断を絞り込み，最適な鎮痛処置を行うことが，主治医として大切な仕事ではないだろうか．

　筆者自身は，これまで強い痛みを何度となく経験してきた．痛みは長年の好まざる客人である．いつも前触れなく突然やってきて，すぐに帰ることもあれば，長く居座ることもある．筆者にとって人生でいちばん最初の強烈な痛みは，バイクで自損事故を起こしたときの中足骨開放骨折の痛みである．キャンパス内で足をケガした筆者は，事務員さんに整形外科外来まで運んでもらったのだが，当時の准教授が傷を見るなりすぐに大量の消毒液をかけた．次の瞬間，脳天まで突き抜ける，まさに「ジュッ」と音が聞こえたような強烈な痛みを経験した．今でこそ，消毒液を直接創部にかけることはなくなったが，当時はこれが常識であった．また，大学院時代に，実験用のネズミ部屋の大掃除で殺菌用の紫外線ライトを磨いたことがあった．その日の晩，目玉がえぐられるような不快きわまる眼痛に襲われ，たまらず夜中に眼科の後輩を訪ねて行き，リドカインの点眼液をさしてもらうと魔法のように痛みが消えた．このとき，かすむ目で後輩が神のように見えたのを覚えている（この眼科医は後に大学教授になった）．

　痛みのない人生を送った人はいないだろう．しかし，多くの内科医が，かつて自分が痛みに苦しんだときのことを忘れてしまっている．たしかに痛みの中には慢性痛のように厄介で，難治性のものが多いが，患者は痛みを取ってほしくて受診しているのだ．痛みの問

いかけに真摯に耳を傾けると，思わぬ診断や治療の糸口が見つかるかもしれない．

　この本を書いた目的は2つある．それは，①痛みを内科診断学の最重要症候ととらえて診断に活用しよう，②痛みそのものの治療を積極的に行おう，ということである．本書は，整形外科やペインクリニックの解説書とは多くの点で異なる．主として一般内科医や研修医を対象としたものだ．取り扱う痛みの範囲が広く，特定部位の痛みに限定していない．なぜ痛いのか，痛みの病態は何なのかに注目し，診断そのものに痛みを利用しようという企画である．

　本の内容としては，まず痛みのメカニズムをおさらいし，痛みの分類あるいは診断のポイントとなる原則を，症例をまじえて解説した．さらに，「外来で遭遇することが多い痛み」と「killer pain」については重要視した．特殊であるが，知っておかなくてはならない痛みも詳述した．また，内科医にとって不得手であるが大切な「痛みの治療」についても紙面をさいたつもりである．ただし，筆者自身，経験の少ない緩和医療は省いている．これについては，良書が多くあるのでそちらを参考としていただきたい．

　それでは皆さん，「痛みの内科診断学」をめぐる旅にしばしお付き合い願いたい．この旅が終わる頃には，読者諸兄姉が「痛み」に対して親近感をもっていただけるものと信じている．

　2020年3月

鍋島茂樹

contents

chapter 5 痛みを診断する
〜身体診察と検査〜
47

Coffee Break　痛みの体験記 〜 ぎっくり腰 〜　70

chapter **6**

痛みを癒す
〜 内科医による痛みの治療 〜
71

1 痛みに用いる薬 ………………………………………………………… 71

chapter 7 痛みの症例集
〜その痛みにどう対処するか〜
91

痛みからの問い

〜 内科医はどう答えるか 〜

痛みのない人生はない．痛みは，この世に生をうけた人間にとって避けて通れないつらい経験である．一方，医学的な見地に立つと，痛みという現象は多くの問いやヒントを私たち医者に語りかけてくる．その問いに耳を傾け，それを診療に活かしていこうという立場が「痛みの内科診断学」である．

1 内科医が痛みを診るということ

A. 痛みの患者は多いか？

内科医やプライマリ・ケア医は，診察室で日常的に痛みを診ている．特に診療所や中小病院の外来では，初診患者だけではなく，ふだん高血圧や糖尿病でかかっている再来患者も「1週間前から腰が痛い」とか「昨晩から後頭部がズキズキする」などと訴えることがよくある．おそらく読者の先生方も同じような経験をされたことがあるのではないだろうか．はたして，そのような患者に対し，皆さんはどう対応されているだろうか？

福岡大学病院総合診療部を受診した初診患者を調べると（図1-1），いずれかの部位に「痛み」をもつ患者が42％もいることがわかる．痛みは，頸部，腹部，頭部に多く，この3つで7割を占めており，続いて四肢・胸部・腰背部と続く．内科医は，ふだん臓器別に疾患を考える習慣があるため，「痛み」という事象にだけ注目すると，4割もの患者が痛みを訴えているということは意外かもしれない．逆に言うと，これだけの痛みの患者に対処する必要に迫られているのである．そのような痛みの患者に対して，私たちは，臆することなく診断をつけていくことを求められている．

B. 内科医は痛み診療が苦手

では，内科医が痛みを診るということに，どのような意味があるだろうか．一般的に内科医が痛みを診る際，まずその痛みを引き起こす重大な内科疾患がないかどうかを探る．ところが，内科医は，いったん重大な疾患が否定されると，あまり痛みについては注意を払わなくなることが多く，あとは整形外科なりどこへなり，という思考に陥りがちだ．これは内科医の姿勢として怠慢以外の何ものでもない．

内科診断学の教科書にはさまざまな部位の痛みが記載されている．ちなみに手許にある『内科診断学』（福井次矢，ほか 編，第3版，医学書院，2016）を開くと，頭痛・顔面痛・

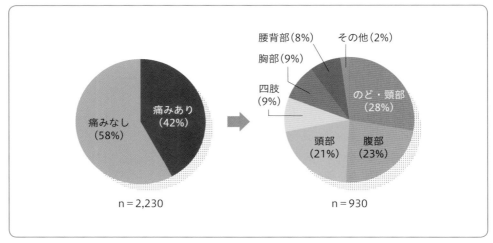

図1-1　初診患者の痛み
1年間に福岡大学病院総合診療部を受診した初診患者2,230人の痛みの有無（左図）とその内訳（右図）について調べた（2012年度調査）．初診患者のうち，42％がいずれかの部位に痛みを訴えて受診していることがわかる．

　咽頭痛・胸痛・腹痛・背痛・腰痛・排尿痛・四肢痛・関節痛といった痛みが解説してある．全82の症候のうち，痛みは10個である．残念ながら，このような分類法では，痛みの診療が得意になることはないであろう．痛みは，決して臓器特有の現象ではない．すべての痛みは，共通する痛み神経を伝わり，脳ではじめて「痛み」と認識される．つまり，臓器により，若干プレゼンテーションが変わってくることはあるが，どの臓器であろうと，どのような傷であろうと，痛みには一定のパターンとルールがある．また，時に内科医は，「身体のどこかに炎症がないか」のみに心を奪われていることがある．「痛み＝炎症」という図式のみでは，決して痛みの正体をとらえることはできないだろう．

　60歳代の女性が，半年ほど続く右季肋部痛で紹介されてきたことがある．半年前に転倒して腰椎圧迫骨折と右季肋部打撲で入院し，そのあと季肋部の痛みがずっと続くという．患者によると，整形外科医は内科的痛み，内科医は整形外科的痛みだと主張しており，双方からプレガバリンと非ステロイド性抗炎症薬（NSAIDs）がそれぞれ処方されていた．肋軟骨を押しても，お腹を押しても圧痛はない．しかし，右側腹は鼓音が著明である．よく聞くと，痛みは仰臥位になったときの鈍痛で，側臥位になると痛みがやわらぐ．便秘ではないが，昔から便が出ないとすぐに腹がはって痛くなるとのこと．これなどは，典型的な過敏性腸症候群（IBS）の鼓腸による痛み（ガス痛）である．体位によって痛みが変わるのは，ガスが移動するからである．通常では，少しくらいガスがたまっていても痛まないが，IBSでは痛みに対して過敏になっている．おそらく，骨折を機にIBSが悪化したのであろう．

　このように，問診と診察を少し工夫するだけで，半年間も解決しなかった痛みに対して簡単に診断がつくこともある．このような患者は枚挙にいとまがない．痛みに注目して，痛みの性状から診断に近づいていく．これこそ「痛みの内科診断学」の真髄といって

もよい．この患者は大建中湯を1か月投与すると季肋部痛は改善した．

　痛みに対して想像を働かせ，「この痛みがどこから来ているのか」を考え，診断し，患者に対して納得のいく説明をすることは内科医の役目である．実は患者は痛みそのものの治療だけでなく，その痛みの原因が何かを知りたくて内科医のもとに来ている．それは，頭や胸，腹や背中の痛みは重大な病気の警告になることを何となく知っているからである．実際には「この痛みがどこから来ているのか」という問いに即答することは難しい．これは，内科診断学が難しいことと対応している．しかし，痛みに注目して診療する習慣を続けていると，思いがけず正しい診断に近づいていることがよくある．少なくとも，どのような鎮痛薬が効果があるかがわかるようになる．「痛みをよく診る」ということは，すなわち医者自身の診療能力を上げることにつながっている．

2　痛みの2つの意義

A. 危険回避装置

　誰しも手に痛みを感じれば反射的に手を引っ込め，足にケガをすればしばらくは歩みを止める．痛みは日常生活における事件であり，強い苦痛を伴う．できることなら痛みを感じることなしに生きていきたいと思う人も多いであろう．しかし痛みは，身の回りの危険や身体の異常を察知する重要な感覚であり，万人に備わる危険回避装置ともいえる．痛みは強烈であればあるほど，記憶に刻まれ，その後の人生で危険を避ける動機づけになる．痛みなしには，日々の生活を無事に送ることができないと言っても過言ではないであろう．この場合，痛みは純粋に神経学的・解剖学的な「感覚」であり，神経回路から説明できる事象である．

　痛みの研究で有名なFernando Cervero（フェルナンド・サーベロ）は『痛みを知るために』という本の中で，自身の経験した先天性無痛症の子どもの話を紹介している[1]．その子は，生まれながらにまったく痛みを感じることがないため，ケガをしても平気で，頭を打って血を流しながらもそのまま遊び続けることがあったそうだ．打撲や骨折，熱傷をくり返し，関節は破壊され変形し，舌や指先は度重なる咬傷のため部分的に欠損していたとのことである．先天性無痛症は，痛み神経の成長阻害やNaチャネルの遺伝子異常によって起こるきわめてまれな遺伝性疾患である．ケガや熱傷から重篤な細菌感染症を合併し，若いうちに不幸な転帰をたどることも少なくないといわれている．先天性無痛症は，痛みの意義について多くのことを語っているといえよう．

B. 脳内イメージ

　痛みは，このように危険を回避するための重要な装置である一方で，長年にわたって耐え難い苦しみを引き起こす元にもなる．特に慢性痛と呼ばれる，ケガや炎症とは無縁の痛みは，長期間にわたり患者を苦しめ，著しく質が損なわれた日常生活を強いることがある．この場合，痛みは明らかに危険回避装置ではなく，苦しみであり，人生観にも

3

直結する深刻な問題である.

　そもそも痛みの伝導は，単純化すると，電気的情報として末梢から頭頂葉までつながる単なる神経回路であるが，最終的に「痛い」という感覚とそれに伴う苦痛は脳で生じる．言葉を換えれば，痛みの神経回路に意味と行動様式を与えているのは脳であるともいえる．したがって過剰で病的な痛みは，ストレスを抱える人類の認知機能の産物であるともいえるであろう．発達した認知機能は，脳の中で痛みを軽くも重くもすることができる．極端な例は，「身体表現性障害」といわれる心と身体のイメージのアンバランスから生じる痛みである．逆に厳しい修行の末に「心頭滅却すれば火もまた涼し」という境地に達することも，脳がなせる技である．これから「痛みの内科診断学」を勉強される読者には，痛みには，「危険回避装置」と「脳内での認知機能（イメージ）」という2つの側面があり，しばしばその鑑別は難しいことを伝えておきたい.

3　痛みの定義

　前述のように，痛みには大きく2つの伝統的な解釈があり，医学的にはそれを統合する必要があった．1973年に発足した国際疼痛学会（International Association for the Study of Pain：IASP）の重要なテーマは痛みの定義であった．国際疼痛学会の用語分類委員会（1981年）[2]によると，痛みの定義は表1-1のようになる.

　さらっと読むと，欧米特有の，なかなか日本人には理解が難しい内容であるが，大変苦心して作った文章と思われる．すなわち，痛みとは，「ある条件」を1つでも満たした際の「不快な感覚かつ情動体験」（unpleasant sensory and emotional experience）である．不快な感覚とは，痛みとそれに伴う嘔気や気分不良などの不快感であり，情動体験とは怒り・焦り・悲しみ・不安などの感情がわいてくることであろう．また，「ある条件」とは以下の3点になる[2].

① 実際に何か組織損傷があるとき（actual tissue damage）
② おそらく組織損傷があると思われるとき（potential tissue damage）
③ そのような損傷の際の言葉として表現されるとき（described in terms of such damage）

表1-1　痛みの定義（国際疼痛学会，1981年）

Pain is an unpleasant sensory and emotional experience associated with actual or potential tissue damage, or described in terms of such damage.

痛みとは，実際に何らかの組織損傷が起こったとき，またはその可能性があるとき，あるいはそのような損傷の際の言葉として表現される，不快な感覚かつ情動体験.

　①と②は実際に傷や組織損傷が見えるときと見えないときであるので，わかりやすい．創傷や骨折，捻挫などは①であり，心筋梗塞や腸閉塞などの内臓疾患は②であろう．③が最もわかりづらいが，患者が「あたかも傷や炎症疾患があるように」痛みを訴える，あるいは，「患者は痛みを訴えているが，検査では何もとらえることができない」状況である．これは機能性疼痛や慢性痛，心因性疼痛を対象としていると考えてよい．③が加わることにより，痛み診療の幅は大きく広がった．つまり，患者が痛みを訴えるときには痛みそのものを治療の対象としよう，という国際疼痛学会の決意表明でもある．読者は特にこの定義を覚える必要はないし，筆者自身も覚えてはいないが，痛みの診療を行う際にどのような「痛み」を対象にするべきか，ということは理解しておかなくてはならないと思う．

4　痛みへのアプローチ

　本書では，読者が痛みに興味をもち，痛み診療をスムーズに行うため，痛みへのアプローチとして次に示す5つのStepを掲げた．これらを十分に理解することが「痛みの内科診断学」の達人になるために必要である．

　　Step 1：痛みのメカニズムを知る
　　Step 2：痛みを分類する
　　Step 3：痛みを診断する
　　Step 4：痛みを癒す
　　Step 5：痛みの症例集

　痛みの表現形はそれこそ患者の数だけあるといえようが，どこの部位の痛みであろうと，痛みには共通する性質がある．痛みの共通言語を学ぶことは，内科診断学にとって強力な診断ツールを1つ手に入れることでもある．まず，Step 1では，痛み診療に必要な最低限の「痛みの基礎」を解説する(p.7)．Step 2以降は，実際の臨床現場でのアプローチである．痛みへのアプローチで最も大切なのは，痛みの由来は何かを考えることである．Step 2は，痛みの由来を5つ(炎症，内臓，神経，筋，脳)に分け，痛みを由来から分類する秘訣について解説する(p.19)．また，Step 3ではいよいよ痛みの診断について解説する．ここでは，診察，特に問診(p.35)と身体診察(p.47)で大切な点と診断に至る過程を述べた．さらに，内科医が苦手とする痛みの治療(鎮痛)についてはStep 4で説明した(p.71)．Step 1〜4は，痛み診療の自然な流れであり，実は読者の皆さんも診察室で行っていることである．しかし，あえてこの流れを意識することで，痛み診療の実力は向上していくと信じている．Step 5(p.91)は，仕上げの症例検討である．ここでは，できるだけ症例をたくさん提示するように心がけた．いわゆるkiller painや特殊な痛みについても取り上げた．

　読者が，まず内科診断学の基本症候である「痛み」に興味と親しみをもつこと，これが

最も重要である．内科診断学の舞台には，さまざまな役者(症候)が登場する．何度も出てくるわかりやすいキャラクターや，滅多に登場しないが重要な役者もいる．本書では，なるべく読者が「痛み」という嫌われ者に興味をもてるよう努力したつもりである．

文 献

1) フェルナンド・サーベロ：痛みを知るために―痛みの認知を探り求めて―. 花岡一雄 監訳, 真興交易医書出版部, 2015.

2) International Association for the Study of Pain (https://www.iasp-pain.org/). 【2020年3月23日閲覧】

痛みのメカニズムを知る

～ 痛みはどこから来てどこへ行くのか ～

　「痛みの内科診断学」のはじまりは，痛みを伝える神経の復習からである．多くの読者にとって（もちろん筆者自身も），神経解剖や神経生理には学生時代に頭を悩ませた記憶をおもちかもしれない．ここでこの本を投げ出してしまうことがないよう，軽く読み流していただいてもよいが，実は「痛みの診断」にとって，この痛みのメカニズムは避けて通ることができない内容を含んでいる．腹痛のメカニズムを研究した Henry L. Bockus は「腹痛診断のプロとなるには，痛みのメカニズムについて熱心に学びなさい」と自著で述べていることを申し添えておこう[1]．なお，この chapter では主として最も一般的な痛みである「侵害受容性疼痛（nociceptive pain）」について述べる．

1 痛み神経の成り立ち

　言うまでもなくすべての痛みは末梢神経を介して脳へと伝わる[2,3]．後述するように，この経路は大きく2つあり，1つは脊髄視床路，もう1つは脊髄網様体路である（図2-1）．末梢神経はもちろん痛みを伝えるものばかりではなく，固有感覚や触覚を伝えるものもあり，筋肉の運動や不随意筋の運動を伝える運動神経や自律神経もある．

　さて，末梢神経線維はその太さ・髄鞘の有無によって，いくつかの種類に分かれている（表2-1）．痛みは，有髄であるが細いAδ線維と，さらに細い無髄のC線維によって脊髄に伝わる．Aδ線維の伝導速度は10～30 m/秒であるが，C線維は0.5～2.5 m/秒とグッと遅くなる．ちなみにジャマイカのボルト選手（陸上100 m走）の速度は10.4 m/秒である．C線維はAδ線維より部位が不明瞭で，不快感や苦痛を伴うことが知られている．これは，大脳皮質だけではなく，情動のもとになる大脳辺縁系に投射しているからである．

　当然，無髄神経の方が系統発生的には古く，より原始的な反応にかかわっている．たとえばAδ線維が機械的刺激に特化して反応するのに比べ，C線維は機械的刺激のみでなく，熱・化学物質・酸・アルカリ・炎症物質などさまざまな刺激に反応することがわかっている．おそらく進化の途上で「痛み」の感覚は，外界（熱や化学物質など）の環境変化を鋭敏に察知することから発達してきたのであろう．後述する内臓痛（p.23）は，C線維である内臓神経を経由する痛みである．ちなみに「かゆみ」はC線維が担当するが，痛みを伝えるC線維とは別のようである．当然であるが，痛みの神経（Aδ線維・C線維）は全身に分布している．すなわち，皮膚・筋肉・腱・骨・粘膜などであるが，特に内

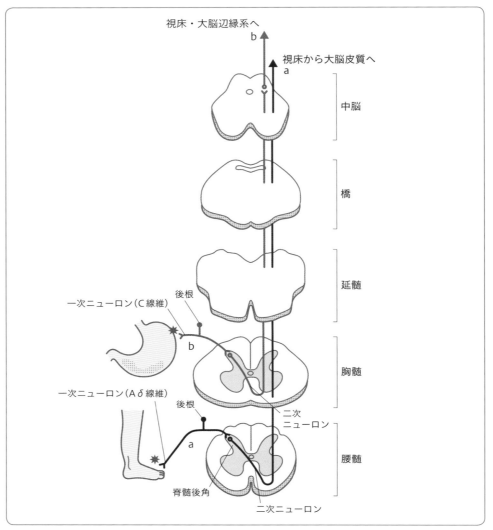

図2-1 痛みの伝導路

a：脊髄視床路．末梢神経では主としてAδ線維を介して，脊髄後角から大脳皮質へと至る鋭く早い痛み．痛みの所在がはっきりしている．

b：脊髄網様体路．末梢神経では主としてC線維を介して，脊髄後角から視床・大脳辺縁系へと至る鈍く遅い痛み．不快感を伴い，所在は不明確である．視床・大脳辺縁系は脳深部にある快・不快の中枢．

表2-1 末梢神経線維の太さとその役割

型		太さ（μm）	伝導速度（m/秒）	機能
A	α	20	100	運動・深部覚（固有感覚）
A	β	10	50	触覚・圧覚
A	γ	5	25	筋紡錘への運動刺激
A	δ	3	13	痛み・温度覚
B		2	7	交感神経節前
C		1	1	痛み・かゆみ・交感神経節後・無髄

臓・骨・靭帯・腱などの深部組織にはC線維が多く分布することがわかっている. C線維は後に出てくる「感作」が起きやすい神経であり, 慢性痛とも深くかかわっている.

たとえば, あなたが夜電灯をつけずに部屋の中を歩いていて, 椅子で足を強打したとする. 一瞬, 鋭く強い痛みを足先に感じ, 無意識のうちにあなたはその場から飛びのくであろう. その後, 一秒ほどたってからジーンとするしびれのような痛みに襲われ, このとき, 初めて夜中に電灯をつけずに歩いたことへの後悔と怒りが頭をよぎることになる. 最初に皮膚や骨膜に分布するAδ線維によって, 部位が明瞭で鋭く短い痛みが脊髄へ伝わり(一次痛), 反射を惹起してその場から飛びのく動作が引き起こされる. 続いて, 不幸にも痛んだ趾関節には炎症が起こり, C線維によって伝わる不快で持続する痛み(二次痛)へと移っていくことがわかるであろう.

2 痛みの旅路

臨床上, 痛みの伝導路を理解することは大切である. 伝導路のどこで痛みが発生しているかを推測するためである. 脊髄神経は首(後頭部を含む)から下の皮膚・粘膜・筋骨格系や胸膜・腹膜などに分布していて, もちろんAδ線維とC線維の両方を含んでいる. ここでは, 主として脊髄神経について話を進める.

痛みは, 侵害受容器からの痛み信号の入力, 活動電位の発生, 痛み神経での伝導, 脊髄後角での二次ニューロンへの刺激の受け渡し, 脊髄視床路(あるいは脊髄網様体路), そして脳での痛みの感知, という道筋をたどる. また, 脳からは, 痛みに反応して下行性疼痛抑制系の神経が痛みの伝導を抑制する.

A. 旅の始まり～侵害受容器～

通常の(つまり正常な)痛みは, 痛み神経の末端(自由神経終末)にある侵害受容器(nociceptor)から始まる(図2-2). 痛みを感じることのできるすべての部位には, この侵害受容器が分布している. 痛みを与える刺激を「侵害刺激」という. 「侵害」とは「他人の領分に無理矢理入り込んで傷つける」ことで, まさしく有害で危険な刺激ということになる. 侵害刺激には, ①機械的刺激(叩く・打つ・切るなど), ②熱刺激, ③冷刺激, そして, ④化学的刺激(さまざまな炎症物質やイオン, 化学物質に由来)がある. Aδ線維は主として機械的刺激に反応するが, C線維は①～④のすべてに反応するポリモーダル受容器(polymodal receptor)を備えている. 痛みを感じる温度は, 極端に熱い(45℃以上)か冷たい(15℃以下)かの場合であるが, 通常の温度域(15～45℃)は, 痛みとは別の知覚神経が担当していると考えられている.

痛みの始まりである侵害受容器は, 神経細胞膜の中に埋まっている分子, つまり受容体(receptor)と同じ意味である. 一般的な受容体は, 細胞外にある分子(蛋白質・ホルモンなど)を認識して結合し, 細胞内に情報を伝える役割があるが, 痛み神経の場合は機械的刺激や熱・冷刺激などの物理現象に反応する受容体を有しているところがユニークである. 侵害受容器はイオンチャネルでもあり, 侵害刺激を受けるとチャネルが開口

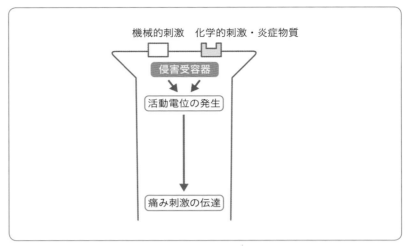

図2-2 侵害受容性疼痛の発生

痛み神経末梢部を模式的に表した．侵害受容器は，分子的には痛み神経末端（自由神経終末）の細胞膜上にある受容体である．それぞれの侵害刺激に応じた受容体分子が用意されている．Aδ線維は主として機械的刺激を，C線維は化学的刺激や炎症物質など広範囲の刺激をキャッチするポリモーダル受容器をもっている．

し，起動電位を引き出し，ついにはイオンの流入を通して電気信号（活動電位）を発生させ中枢へと伝達する．

B. 旅の乗り物〜末梢神経の活動電位〜

すべての細胞は細胞内がマイナスに荷電していて，これを静止膜電位と呼ぶ．細胞内外の電位差はまさに「生きている」証しであり，すべての生物のダイナミズムのもとになっている．静止膜電位は，細胞内外の陽イオンと陰イオンの分布によって決まっており，細胞外を0mVとすると細胞内は−70mV程度に荷電している．Naイオンは，Na/Kポンプの働きにより細胞外に多く分布し，静止膜電位を発生させている．神経細胞においては，侵害受容器が侵害刺激を受け取ると，まず起動電位と呼ばれるわずかな静止膜電位の上昇が起こる．起動電位がある電位（閾値）まで達すると，突然Naチャネル（電位依存性Naチャネル）が開口し，細胞外から大量のNaイオンの流入が起こると同時に一気に細胞内がプラスに荷電する．これを活動電位（興奮性電位，スパイク，インパルスともいう）と呼んでいる（図2-3）．

活動電位はすぐにおさまり，また元の静止膜電位に戻るが，隣接する細胞膜のNaチャネルの開口が連続的に生じるために，活動電位は神経軸索を波のように伝わっていく．Aδ線維は有髄のため，ランビエ絞輪を介して一足飛びに活動電位が伝わるが，C繊維は無髄のため伝導速度は遅くなる．電位依存性Naチャネルを選択的にブロックする薬物が，リドカインなどの局所麻酔薬である．

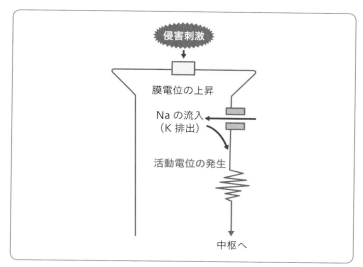

図2-3　活動電位の発生

自由神経終末にある侵害受容器が侵害刺激を受け取ると，受容体を介して膜電位が上昇し，それが契機となって電位依存性Naチャネルから一気にNaの流入が起こり，活動電位が発生する．活動電位は，次々と電位依存性Naチャネルを開き，波のように中枢へと伝わっていく．

C. 旅の中継点〜脊髄後角での痛みの受け渡し〜

　Aδ線維またはC線維を上行した痛み信号（つまり活動電位）は，後根を経由して脊髄後角に達する．ここで二次ニューロンに乗り換えて，脊髄を対側の前索まで横断（交叉）し，そこから一気に駆け上がって脳へと達する（図2-1）．脊髄後角は組織学上，Ⅰ層からⅥ層に分かれ，主として一次ニューロンは外側のⅠ層かⅡ層において二次ニューロンに痛み信号を伝える．一次ニューロンと二次ニューロンは直接接触しているのではなく，両者の間にはシナプス（synapse）と呼ばれる非常に狭い細胞間隙が存在し，一次ニューロンから放出される神経伝達物質を介して情報を伝達している．

　もう少し詳しくみてみよう（図2-4）．脊髄後角にある一次ニューロンのシナプス近傍には，シナプス小胞と呼ばれる細胞小器官があり，末梢側から活動電位が来るのを待ち構えている．一次ニューロンでの活動電位がシナプス付近に達すると，一次ニューロンの細胞膜上にある電位依存性Caチャネル（N型Caチャネル）が活動電位を感じ取って開口する．そして細胞外のCaが流入することが引き金となり，シナプス小胞からシナプス間隙へと神経伝達物質が放出される（図2-4a）．

　痛みに関する神経伝達物質は，アミノ酸の1つであるグルタミン酸であるが，C線維はグルタミン酸以外にサブスタンスPというペプチドも使用している．放出された神経伝達物質は，すぐにシナプス後膜（つまり二次ニューロン）に移動し，受容体に結合する．すると，一次ニューロンと同様に起動電位が起こり，Naチャネルが開口して大量のNaが流入，活動電位が発生して，波のように脊髄を上行していく．シナプス間隙に残った神経伝達物質は，一次ニューロンのシナプス小胞に取り込まれて再利用される．神経障

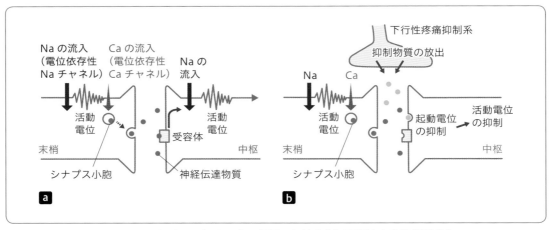

図2-4　シナプスにおける痛み信号の伝達(a)と下行性疼痛抑制系(b)

末梢からの活動電位が脊髄後角のシナプス近傍に到達すると，電位依存性Caチャネルが開口し，Caが流入する．それが契機となって神経伝達物質(サブスタンスP，グルタミン酸)を内包したシナプス小胞がシナプス間隙に移動し，神経伝達物質を放出する．二次ニューロンでは受容体がそれを受け取り，一次ニューロンと同様，電位依存性NaチャネルでNaが流入することで活動電位が伝達していく(a)．
また，中脳から下りてきた下行性疼痛抑制系の神経は，脊髄後角のシナプス間隙に抑制物質(ノルアドレナリン，セロトニン，GABA)を放出し活動電位の伝達を抑制する(b)．

害性疼痛の際，電位依存性Caチャネルを選択的にブロックするのが，プレガバリン(リリカ®)であり，シナプスでの神経伝達物質放出と活動電位発生を抑制する代表薬がオピオイドである．

　このように中継点といっても，痛みのインパルスは通常まったくスピードを落とすことなく，脊髄の専用道路を駆け上がって行く．では，なぜ脊髄後角にシナプスが存在するのであろうか．脊髄後角では下行性疼痛抑制系や，逆に痛みを増強するミクログリアなどが痛みの神経に作用することがある．つまり痛みが「車を乗り換える」そのときに，いろいろな神経が痛みの旅路にちょっかい(痛み刺激の増強と抑制)を出してくるのである．

D. 終着駅〜中枢神経(脳)〜

　痛みの信号は，脊髄視床路と脊髄網様体路を経由して最終的に脳に到達する(**図2-1**を参照)．脊髄視床路は主にAδ線維とC線維からの刺激を，脊髄網様体路はC線維からの刺激を伝達するといわれている．脊髄視床路では，視床でシナプスを乗り換え，主として大脳皮質体性感覚野(中心後回)へとつながっている．そこには，身体各部の地図ができていて，痛む部位，つまり侵害刺激が起こった部位を明瞭に認識することができる．
　一方，脊髄網様体路は脊髄から脳幹網様体を経て視床へと上行する経路をたどり，そこでシナプスを換え，主として大脳辺縁系や前頭葉に投射している．脳卒中後に視床痛と呼ばれる，麻痺した手足の難治性疼痛が現れることがある．これは痛みの中継地点である視床が障害されるために，病的な痛覚過敏が引き起こされた結果と考えられている．脊髄網様体路の終着地点である大脳辺縁系は，快・不快や本能，情動の中枢であり，進化上では古い脳とされている．苦痛や痛みは海馬などの大脳辺縁系を通じてしっかり

記憶されるため, 歳とともに「何が痛みをもたらすか」という経験が増えていく. また, 脳幹網様体は意識・覚醒の中枢であり, 痛み刺激は脳幹網様体にも側鎖を出して脳幹網様体を賦活化し, 疼痛時の覚醒レベルを上げるといわれている. このように痛みとは, 主としてAδ線維経由の, 明瞭で局在の明らかな「痛いっ!」という感覚であると同時に, C線維経由の苦痛や覚醒といった情動反応であるということができる.

さらに, 発達した人類の脳は, 痛みにさまざまな意味を付け加えることにもなった. 特殊なMRIで見ると, 痛み刺激はまず前述した体性感覚野を活性化し, そのあとに前頭前野や島, 大脳辺縁系などを次々と活性化することがわかっている. 痛みは単なる神経回路ではなく, 認知機能にかかわる脳全体の大きな問題でもある. したがって, 悩みや不安, 怒り, 焦りといった感情は, 痛みの認知機能に大きく影響する. 極端な場合は, 痛みの神経回路とは独立して痛みの回路が形成され, 侵害刺激はないのに脳の中で痛みが生じることもある(身体表現性障害や心因性疼痛など).

痛みに感覚と認知機能の両側面があるのは, 前頭葉の障害後, あるいはかつて行われていた前頭葉ロボトミー手術後に, "痛みは感じるが, それを苦痛とは思わない"患者が存在する, ということからも明らかであろう. そのため, 前頭葉ロボトミー手術は慢性痛の治療としても行われていた時代がある. このように痛みの終着駅である脳は, 神経回路である痛みの経路に意味づけと行動様式を与える司令塔であるということがいえる.

3 下行性疼痛抑制系

運動選手や格闘技の選手が, 骨折や捻挫をしても痛みを感じることなくプレーしていることがある. 彼らは, 休憩時間や試合後になって初めて痛みに気づき, 事の重大さに驚くであろう. 読者にも似たような経験をおもちの方がいるのではないだろうか. これは, 下行性疼痛抑制系が, 末梢から上がってくる痛みの信号をブロックした結果である. 下行性疼痛抑制系とそれに続く内因性オピオイドの発見は, 痛みの診療にとって大きな発見であった[4].

1969年, ラットの中脳中心灰白質を電気刺激することにより無麻酔で開腹手術に成功したことが報告され, それが契機となり1970年代にはオピオイド受容体や内因性オピオイドが次々と発見された[5]. 下行性疼痛抑制系の中枢は, 中脳水道を取り囲む中脳中心灰白質や青斑核と呼ばれる領域である. これらの中枢からは, 脊髄側索を下行し, 脊髄後角へと至る経路がある. 前述のように脊髄後角では一次ニューロンから二次ニューロンへとシナプスを介して刺激が伝達するが, 下行性疼痛抑制系からは, そのシナプスへと抑制性の伝達物質(ノルアドレナリンとセロトニン)が放出され, 痛みの活動電位を強力に抑制することができる(**図2-4b**). デュロキセチン(サインバルタ®)などのセロトニン・ノルアドレナリン再取り込み阻害薬(SNRI)は, セロトニン・ノルアドレナリンの作用を増強することで, 鎮痛に働く. 頭痛薬や感冒薬に含まれるアセトアミノフェンもこの下行性抑制系を活性化するのではないかと考えられている.

中脳中心灰白質は脳内のさまざまな領域からの入力と, 脊髄網様体路から分かれた神

経が入力している．脳内からの入力には内因性オピオイド（エンドルフィン，エンケファ
リンなど）が関与している．つまり，試合や格闘技で“ハイ”になった脳から中脳中心灰
白質へと信号が入り，脊髄後角で痛みが抑えられるというわけである．当然，内因性オ
ピオイドは鎮痛のみではなく，多幸感にも関与している．また，脊髄網様体路は痛みの
上行路であるが，この経路は，上行する途中に中脳中心灰白質に枝を伸ばしてそこを刺
激することで，痛みに対してネガティブ・フィードバックをかけていることになる．さ
らに最近では，炎症部位に集簇した白血球（単球，リンパ球など）がオピオイドを分泌し，
自由神経終末に発現したオピオイド受容体に作用することで，鎮痛に大きな役割を果た
すことがわかってきた．このように，われわれの身体は，末梢から中枢まで，内因性オ
ピオイドの鎮痛網に守られているのである．

4　まず炎症から始まる

これまでは痛みの導火線である伝導路について書いたが，その元となる「火」に当たる
のが炎症である．すべての痛みは炎症から始まると言っても過言ではない．痛み研究の
歴史は，炎症の歴史と歩みを一にしている．ここで少し回り道にはなるが，炎症とは何
か，炎症と痛みの関係などについて述べてみたい．

古代ローマの医師Celsus（ケルスス）による炎症の4主徴，発赤・腫脹・熱感・疼痛は，
読者もご存知の方が多いであろう．炎症は，医学の長い歴史の表舞台でずっと主役を演
じてきた．病理学から免疫学・微生物学，あるいは外科における創傷治癒へと発展し，
最近では老化やメタボ，変性疾患に深くかかわることがわかってきている．炎症の基本
的な概念は，物理刺激や感染，あるいは化学物質などの侵襲（起炎因子）に対する局所微
小血管における生理学的な反応である．つまり，炎症は，侵襲に対して局所を修復し，
恒常性を維持するための一連の生体反応の1つととらえることができる．

もちろん，外的因子（物理刺激，感染）による炎症は，その因子を排除することが最も
合理的な反応であり，排除がうまくいけばほぼ完璧な修復，つまり治癒が得られる．し
かし，内的因子（自己抗原や結晶，あるいは虚血）が原因の炎症は，しばしば因子の排除
は困難であり，いつしか急性炎症は慢性化し，組織が破壊され，長引く疼痛に苦しむこ
とになりかねない．関節リウマチがその代表であろう．また，内的因子であれ外的因子
であれ，炎症は局所から始まるが，炎症の程度が強く全身に及ぶ場合は，敗血症や全身
性炎症反応症候群（systemic inflammatory response syndrome：SIRS），急性呼吸促迫
症候群（acute respiratory distress syndrome：ARDS），播種性血管内凝固症候群
（disseminated intravascular coagulation：DIC）と呼ばれる致死的な炎症（臓器障害）へ
と発展する．たとえば毎冬のインフルエンザの際，炎症物質の過剰産生によりARDS
や脳症をきたして亡くなる方は後を絶たない．いつも炎症は生体にとって諸刃の剣であ
り，「過ぎたるは猶及ばざるが如し」という孔子の格言を思い出さざるを得ない．以下，
古典的な急性炎症の概念を戦場になぞらえて解説していこう．**表2-2**には炎症の一般
的経過を示す．

表2-2 炎症の一般的経過

	初　期	急性期		修復期
時間経過	数分〜数十分	数十分〜数時間	数時間〜数日	数日〜1週間
炎症の主役	血管透過性亢進	好中球	単球	単球・リンパ球
機　能	炎症の開始	貪食	スカベンジ(清掃) 抗原提示	線維化 獲得免疫
痛　み	＋	＋＋＋	＋＋	－

A. 戦いの始まり 〜 血管の反応 〜

　起炎因子，たとえば外傷やそれに引き続く細菌感染により局所が障害されると，すぐにその部位の微小血管(細動脈と毛細血管床)の径が拡張し血流量が増加する．これは4主徴における「発赤」と「熱感」であり，非常事態への対処といえる．続いて毛細血管後の最小静脈での血管透過性亢進，つまり細胞間隙の拡大が起こり，血漿成分が組織間に漏れ出す(腫脹)．このとき，障害部位から漏れ出たヒスタミン，ブラジキニン，ロイコトリエンなどの発痛物質は，一連の炎症の引き金になるといわれる．こうして微小血管壁という門は開かれ，炎症鎮圧部隊が外へと駆け出していく．戦いの始まりである．

B. 兵士の遊出 〜 白血球反応 〜

　局所の血管内では粘性が増加し，内皮細胞には接着因子が出現することで，白血球(好中球，単球，リンパ球)の血管壁への接着，続いて血管透過性亢進により拡大した細胞間隙を伝って白血球が組織へと遊出する．白血球は，まず好中球，次に単球(遊出後はマクロファージと呼ばれる)，最後にリンパ球の順に組織へと出ていく．時間経過は，好中球が数十分〜数時間，リンパ球は数日後〜1週間後である．好中球やマクロファージは，敵を選択的に見つける細胞表面受容体であるToll様受容体(Toll-like receptor：TLR)をもっている．好中球は貪食に特化し，マクロファージは貪食だけでなく，抗原提示細胞やサイトカイン産生により，次のリンパ球へと情報を伝える働きがある．リンパ球は抗体や細胞障害性により，敵を選択的に排除する働きがある最終部隊である．

C. 敵との戦い 〜 起炎因子の排除 〜

　起炎因子が微生物であれば，好中球やマクロファージの貪食により，微生物の排除が起こる．このときの微生物の種類により，炎症の性格が決まってくる．たとえば，一般細菌(細胞外寄生菌)は，感染防御の主体が好中球であるため，炎症部位に化膿巣(好中球の死骸)を形成する．化膿巣は，のちにマクロファージが貪食し，清掃する(スカベンジ作用)．ウイルスや細胞内寄生菌の場合はリンパ球やマクロファージが炎症の主体であるので，膿ではなく漿液性反応となる．粘膜か，デッドスペースか，表層か，あるいは創の深さなどによっても炎症の様相は変化する．この段階の血液検査で，白血球数やCRPの増加，赤沈の亢進といった一連の炎症反応が認められるようになる．

D. 戦いの終わり ～ 炎症の制御と修復 ～

　起炎因子が排除されてくると，続いて炎症は修復過程へと移行する．炎症部位に遊走した線維芽細胞は活発に増殖し，コラーゲンをはじめとするさまざまな細胞間質を分泌し組織修復の地固め工事を行う．さらに毛細血管の新生，肉芽組織が形成され瘢痕化し，しだいに再生した組織へと置換されていく．

E. 炎症における疼痛の発生

　炎症の4主徴のうち「疼痛」は，炎症部位におけるさまざまな侵害刺激により，自由神経終末にある痛みの受容体が刺激されることで生じる．侵害刺激には叩く，打つ，切るなどの機械的刺激，熱刺激，冷刺激，そしてさまざまな炎症物質やイオン，化学物質に由来する化学的刺激，虚血による低酸素などがある．受傷や感染などの侵害刺激を受けると，ただちに損傷した血管や粘膜の細胞，あるいは血漿や血小板から内因性発痛物質が遊離してくる．発痛物質として有名なのは，カリウムイオン，水素イオン，アデノシン三リン酸（ATP），セロトニン，ブラジキニンなどである．プロスタグランジンE_2（PGE_2）は純粋な発痛物質ではないが，上記の発痛物質の作用を増強することが知られている．プロスタグランジンE_2の産生を抑える鎮痛薬がNSAIDsやステロイドである．ちなみに，血液そのものも発痛物質である．血液が本来あるべき血管内から漏れ出すと，その部位に強い痛みを生じる．その後は遊出してきた好中球やマクロファージから産生される炎症性サイトカインやケモカインが，炎症の続く限り自由神経終末の侵害受容器を刺激し続ける．

　炎症の場では，末梢神経末端での痛みの閾値が下がり，ちょっとした刺激でも大変な痛みを感じる「末梢性感作」が成立する．また，アロディニア（異痛症）と呼ばれる，ふだんは何ともない触刺激や圧刺激を痛みと感じる現象が生じる．「風が当たっても痛い」「服がすれても痛い」といった状態である．これは，逆に言えば局所を安静に保つための，生体側の暗黙知であるともいえる．やがて，炎症が修復機転にさしかかると，今まで炎症物質を産生していたマクロファージやリンパ球からオピオイドが産生され，痛みの伝導はブロックされる．また炎症細胞の数は減少し，炎症性サイトカインの量もグッと減ってくるため，痛みがやわらいでくる．炎症の期間がどれくらい続くか，これは炎症の種類によって大きく違う．打ち身であれば1日か2日でおさまってくるだろうが，もし骨折していた場合は，炎症の程度は強く，鋭い痛みが1～2週間持続するだろう．あるいは，慢性の肩こりのように，虚血によるチョロチョロとした弱い炎症が何年間も続いて鈍痛に悩まされることもある．

　炎症の概念は，近年どんどん広がっている．肥満や老化，動脈硬化，アルツハイマー病などは，「くすぶり型慢性炎症」と呼ばれ，代謝や免疫に大きな影響を与えることがわかってきている[6]．慢性痛に関しても，脊髄での微小炎症が関与しているようだ．つまり，末梢では傷が治っていても，脊髄で微小炎症が惹起されていることがありうる．「痛みの内科診断学」を学ぶ際に重要なのは，「そこに炎症がないか」十分注意することであ

る．炎症があれば，当然その炎症を鎮めることが最も優先される治療となるからである．もちろん，鎮められない炎症も多いところが難しいのだが．4主徴がはっきりしている場合は目で見てわかるが，深い部位にある炎症はすぐにはわからない．実臨床において，その痛みが炎症からなのか，神経痛からなのかの判断はなかなか難しい場合がある．

文献

1) Berk JE, ほか 編：ボッカス消化器病学 第4版（4. 腸その2 大腸, 他）. 土屋雅春 監訳, 西村書店, 1991.
2) Basbaum AI, et al：Cellular and molecular mechanisms of pain. Cell, 139 (2)：267-284, 2009.
3) Millan MJ：The induction of pain：an integrative review. Prog Neurobiol, 57 (1)：1-164, 1999.
4) Basbaum AI, et al：The origin of descending pathways in the dorsolateral funiculus of the spinal cord of the cat and rat：further studies on the anatomy of pain modulation. J Comp Neurol, 187 (3)：513-531, 1979.
5) Hughes J, et al：Identification of two related pentapeptides from the brain with potent opiate agonist activity. Nature, 258 (5536)：577-580, 1975.
6) Balkwill F, et al：Smoldering and polarized inflammation in the initiation and promotion of malignant disease. Cancer Cell, 7 (3)：211-217, 2005.

chapter 3 痛みを分類する

～ 痛みの由来を考えよう ～

「痛みの内科診断学」にとって，痛みの診断は，当然，最も重要なステップである．しかし，その前に痛みにはどのような種類があるか，どのようにアプローチするかを知っておくことは，多彩な痛みを理解するうえでの道しるべとなる．次のchapter以降に述べる問診・身体診察においても，この痛みの由来分類を知らずに行うことは困難である．逆に言うと，この痛みの由来を理解して初めて問診や身体診察が生きてくるといえよう．どんな名医でも，いきなり診断を決定することはできない．ある法則や経験則にそって，大まかに網をかけるところから始める．この網が「痛みの由来分類」である．これがうまくいけば，次の段階で次第に網を縮めていき，やがて「臨床診断」という魚を得ることになるだろう．

痛みの由来分類（表3-1）は，①炎症，②内臓，③神経，④筋，⑤脳，の5つに分かれている．

その患者の痛みはどこから来ているのか．ここにあげる分類はわずか5つであるが，筆者の長い臨床経験でたどり着いたもので，痛みの由来をかなり網羅してある（と信じている）．痛みの分類は数多くあるが，ここにあげたものは，臨床的に理解しやすいように工夫した経験則によるものであり，学術的なものではない．

1 痛みの由来分類①：炎症

痛みを大きく2つに分けると，炎症によるものとそれ以外に分かれる．急性痛は炎症からくる痛みであり，慢性痛は炎症と非炎症によるものの両方がある．どのくらいの期間で分けるかはあいまいであるが，通常，3か月以内を急性痛，それ以上続く痛みを慢

表3-1 痛みの由来分類

痛みの由来	特 徴
①炎 症	痛みの基本．侵害受容性疼痛の元となる．急性炎症と慢性炎症がある
②内 臓	腹部・胸部臓器由来の痛み．内臓痛・関連痛・体性痛がある
③神 経	侵害受容器を経ず，直接，神経を刺激することで生じる痛み．神経障害性疼痛など
④筋	筋骨格系由来．筋の収縮・硬直・虚血による痛み．脊髄反射で生じることもある
⑤脳	視床痛や幻肢痛（中枢性疼痛）と，心因性疼痛（身体表現性障害）がある

性痛と呼ぶ．あるいは，1か月以内を狭義の急性痛，3か月以内を亜急性痛ということも可能であろう．慢性痛には，増悪寛解をくり返す反復痛も含む．多くの急性痛は非ステロイド性抗炎症薬（NSAIDs）やアセトアミノフェンでかなり鎮痛できるが，慢性痛となるとなかなか鎮痛が難しくなることが少なくない．臨床診断も難しい場合が多い．片頭痛のような反復痛は，予防的な治療が必要となる場合がある．

A. 急性痛

痛みの部位はどこであれ，急性痛は主として炎症が生じた際にみられる痛みである．炎症は多くの場合一過性で，やがて跡形もなく消えてしまう．時間経過としては1〜2週間ほどの急性炎症で終わることが多い．一方，侵害受容性疼痛は，痛み神経の末梢に存在する侵害受容器が，痛み信号（侵害刺激）をキャッチすることで感じる痛みである．多くが炎症を伴うため，侵害受容性疼痛は，急性炎症時に認められる急性痛であるということがわかる．ただし，炎症ではない急性痛も時に経験する．筋肉（骨格筋・平滑筋）の過伸展・過収縮による機能性の痛みである．過敏性腸症候群の痛みや，"こむら返り"が典型である．あるいは，肘の尺骨神経を打撲した際に"電気が走る"ように感じることがあるが，これは炎症でなく，神経を直接刺激したことによる神経痛の一種である．

始まって1〜2週間以内でほぼ毎日止まることなく続く痛みは，原則，痛む部位かその周辺に炎症があると考えてよいであろう．そこで診察では，炎症の4主徴「発赤・腫脹・熱感・疼痛」がないかをチェックすることが肝要である．炎症が軽い場合は，4主徴全部がそろうとは限らない．もちろん内臓や体幹部の関節の場合は直接見えないので4主徴がわからないが，どのような痛みであろうと，初診時には必ず自分の眼で痛む部位を直接観察しよう．帯状疱疹や関節炎など，意外と皮膚や関節の炎症があった，ということも多い．

また，炎症部位には痛覚過敏やアロディニアが生じているので，痛む部位に物理的な刺激を加えることで痛みが増強するかどうかをみる．つまり圧痛，叩打痛，関節可動域の変化や筋肉の把握痛などである．痛みが広範囲であれば，なかなか判断は困難であるが，ピンポイントで痛みが誘発されれば，おそらくその下に炎症が隠れている．胸部の痛みを訴える若い患者で，肋骨遠位端にピンポイントで圧痛を認めることは日常的によくある．これは胸肋関節炎である．

急性痛では，外傷・感染・虚血・出血・壊死・びらん・骨折などの炎症や組織障害が起こっていると考えてよい．急性痛をみた場合，身体のどの部位であれ，炎症の原因について思考を巡らすことが大切である．ある程度，局所の炎症が強ければ，血液検査で種々の炎症マーカーが上昇する（表3-2）．血液検査で白血球数の増加（10,000/μL以上），CRP（C反応性蛋白）の上昇，赤沈の亢進，ZTT（硫酸亜鉛混濁試験）が参考となる．ZTTおよび赤沈は血中免疫グロブリンG（IgG）を反映する慢性炎症のマーカーなので，1週間以内の急性炎症では上昇しない．乳酸が上昇していれば，腸管壊死・絞扼性イレウスなど虚血が疑われる．乳酸は急性期の，しかも重症度を反映するマーカーである．その他，エックス線写真，超音波（エコー），心電図，検尿など，身近な検査をまず行う．

表3-2　血液検査の炎症マーカー

炎症マーカー	意 義
白血球数	10,000/μL以上で炎症の可能性がある．最も鋭敏な急性期炎症マーカー．慢性炎症でも上昇する．敗血症では逆に低下することあり
好中球	70％以上で細菌感染症が示唆される
リンパ球	急性ウイルス感染初期で低下する（インフルエンザや麻疹），EBウイルスなど亜急性感染症で増加する
CRP（C反応性蛋白）	主としてIL-6などの炎症性サイトカインと相関するマーカー．細菌感染や急性炎症で有用．ウイルス感染症ではあまり上昇しない
ZTT（硫酸亜鉛混濁試験）	血清免疫グロブリンの量と比例する．慢性炎症のマーカー．安価
免疫グロブリン	慢性炎症のマーカー．蛋白電気泳動のガンマ分画，またはIgGそのものを測定する．検査に時間がかかる（数日）
赤 沈	血清免疫グロブリンとフィブリノーゲンに比例．慢性炎症のマーカー．貧血でも亢進する
CH$_{50}$	通常は低下が問題となるが，上昇する場合，慢性炎症のマーカーとなりえる
プロカルシトニン	敗血症のマーカー
乳 酸	虚血や低酸素など，急性内臓疾患のマーカーとなる

　それでも原因がわからない場合は，単純，あるいは腹痛では造影CTが必要になることがある．ただし，小さな，あるいは局所的な炎症では，通常，血液検査で変化は出ない．つまり，ちょっとした打撲や肩こりではCRPは上がらない．

　急性痛では後のchapterでも触れるように，red flagが立っていないか，つまり命の危険がないか，ということを常に考えるべきである．患者が，異常に強く痛がっていたり，バイタルが乱れていたり，冷汗をかいていたり，ぐったりして動けない場合には，「何かあるのではないか」という疑いの眼をもつべきである．特にバイタルが安定しないときは，まずバイタルの安定を心がけ，無理してCTを撮影に行かないこと．CTが「死へのトンネル」になりかねない．また大血管の破綻が関係する急性痛の場合は，重篤で緊急処置を要することがあるので注意する．これらの痛みでは，onset（発症）がsudden（突然）であることが多いのが特徴である．血管破綻の原因は「詰まる・裂ける・破れる・捻れる」の4つである．具体的には，心筋梗塞・脳梗塞（詰まる），大動脈・椎骨脳底動脈解離（裂ける），脳出血・大動脈瘤破裂（破れる），卵巣捻転・絞扼性イレウス（捻れる）などである．四肢における末梢閉塞性動脈疾患〔閉塞性動脈硬化症（ASO）やレイノー病など〕は，急性痛を呈することは少なく，ほぼ慢性痛か反復痛である．

　「痛みの由来分類」では，この「炎症」の有無が基本となる．痛みの患者が来院したときは，まず炎症があるかどうかを確認しよう．局所とその周囲を観察し（炎症の4主徴），痛みを診察で再現し，場合によっては血液検査で炎症があるかどうかを調べる．このとき，急性および慢性炎症のマーカーを見ることが大切である（表3-2）．炎症による急性痛，つまり侵害受容性疼痛は「正常な痛み」である．逆に言うと，内臓・神経・筋・脳に関する痛みは，やや特殊だと考えてよい．どうしてそうなのかは，追々わかっていただ

けると思う.

B. 慢性痛・反復痛

　急性痛の場合はほぼ急性炎症が原因であるが, 慢性痛(3か月以上続く痛み)になると話は少し複雑になる. 慢性痛は炎症性と非炎症性(つまり侵害受容性と非侵害受容性)に分かれる. もちろん炎症性であれば慢性炎症に伴う痛みということになる. 慢性炎症の代表格は, 自己免疫疾患(膠原病), 慢性関節炎やがんであろう. 感染症は, 実際は長期間にわたり痛みが継続するものは少なく, 脊椎炎くらいだろうか. 非炎症性(非侵害受容性)であれば, 後述するが, 神経障害性疼痛・心因性疼痛・身体表現性障害などがある. しかし, 日常診療では慢性炎症があるのか, 炎症がない状態で痛んでいるのかで悩むことが多い. 実際には, 炎症がからんだ絞扼性末梢神経障害や心因性疼痛といった複雑な慢性痛の場合が多いように思う.

　炎症があるにせよないにせよ, 慢性痛には「感作(sensitization)」という状態が成立している(表3-3). これは, 痛みの神経路(末梢神経および脊髄)が過敏になった状態であり, 具体的には痛覚過敏, アロディニア, 自発痛, 電撃痛, 灼熱感といった異常な痛みが起こる状態である. 「痛みの記憶」と呼び変えてもよいだろう. 侵害受容性疼痛や急性痛の場合は, 炎症という場においてのみ感作が成立しているので, 炎症が治癒すれば感作はなくなる. たとえば, 帯状疱疹においては, ふつう皮膚病変(つまり炎症)が治癒すると痛みはおさまるのだが, 帯状疱疹後神経痛といって炎症が治っているのに耐え難い痛みが何年にもわたって続くことがある. これは痛みの感作が成立していることを意味している. 一度感作が成立すると, それを取るのはなかなか困難であり, 慢性痛の治療が難しいゆえんである. 慢性痛のために日常生活が困難になることもある. 急性痛を「いずれ治るから少しぐらい我慢しましょう」と, ろくに鎮痛しないでいると, 脊髄や脳で感作が成立し, 慢性痛へと移行することになるかもしれない(もちろん, 頻度としては少ないが). 急性痛から慢性痛への移行をくい止めることは, 医者にとって大切な仕事である.

　慢性痛における感作成立のメカニズムについては, 近年徐々に明らかになりつつある. その一部を表3-3に紹介する. 感作が成立しているこれらの病的状態に対してさまざまな薬物が作用する. 1例をあげると, プレガバリン(リリカ®)は, 機能亢進している

表3-3　痛みの感作(sensitization)

感作とは	痛みの神経路(末梢神経および脊髄)が過敏になり, 少しの刺激で神経興奮が起こること
特　徴	触刺激を痛みと感じる(アロディニア), 痛覚過敏, 灼熱感, 自発痛などの異常な痛み
機　序	①二次ニューロンの易興奮性が亢進し長時間持続する(Wind-up現象) ②大脳辺縁系の情動活動亢進 ③下行性疼痛抑制系の機能低下 ④末梢神経損傷部位の修復過程で形成されるNaチャネルによる異所性興奮 ⑤脊髄後角のミクログリア活性化による微小炎症 ⑥脊髄後角でのN型Caチャネルの機能亢進

Caチャネル分子に結合してチャネルを狭め，シナプスでの易興奮性を抑制する．また，オピオイドは，下行性疼痛抑制系の機能を強化すると同時に，二次ニューロンの易興奮性を抑制する作用がある．

反復痛に関しては慢性痛の一種としてとらえることもできる．同じ部位に，痛みを伴うような強い炎症と，炎症が寛解する状態がくり返す場合が反復痛で，炎症がずっと続く場合は慢性痛となる．反復痛の場合でも，根本では炎症の種火は消えずに残っていると考えてよい．反復痛の代表は，神経絞扼痛，椎間板ヘルニア，脊柱管狭窄症，手根管症候群，痛風，偽痛風，一次性頭痛，過敏性腸症候群，機能性胃腸症など枚挙に暇ないほどである．

2 痛みの由来分類② : 内臓

内臓は，ふだんほとんど知覚を生じることがない．これは，もちろん理にかなっている．たとえば食事をしたあとで，食物が腸をたえず刺激して，「今，バウヒン弁を肉が通過した」などと感じていたら，食事の楽しみは半減するだろう．内臓は基本的に非常事態の際にのみ痛みを生じる．さらに内臓痛は時に身体の表面の痛みとして自覚される現象，すなわち関連痛を生じることがある．関連痛は気まぐれで，とらえどころがなく，時に診察医を欺くことがあるが，逆にこれを「痛みの内科診断学」に利用することも可能である．そして内臓の炎症が腹壁や胸壁まで達したときに，体性痛が現れる．体性痛は，手足や筋骨格系の痛みと同様の急性痛で，炎症による痛みである．なお，このchapterでは，主として腹部臓器に限ることとする．胸部に関してはchapter 5で取り上げる．

A. 内臓痛

内臓痛（visceral pain）は鈍く，不快で，範囲が広く，局在がはっきりしない．しばしば波状的な強弱を伴う痛み（疝痛という）となる[1]．また，C線維を経由するため嘔気や食欲不振など自律神経症状を伴うことが多い．若い読者でも，胃潰瘍や感染性腸炎，尿管結石を経験された方は少なくないだろう．腸管閉塞（いわゆるイレウス）による腸管疝痛は，この世で最もつらい痛みの1つである．痛みのためじっとしていることができず，叫び，顔をしかめ，冷汗をかく．叫び声をあげたり，倒れ込んだり，身体を捻ったりすることもある．このような症状を見せる患者は腹膜炎ではなく，内臓痛である．消化管の内臓痛は，蠕動運動に伴う波のある，つまり疝痛（colic pain）であるが，その他の腹部臓器ではあまり波のないことが多い．内臓痛は，いわば内科医の試金石といってもよく，まさに痛みの王者としての存在感がある．

さて，腹部臓器は，実質臓器と管腔臓器に分かれる．実質臓器は肝臓・膵臓・脾臓・腎臓・卵巣・前立腺，また管腔臓器としては胃・十二指腸・小腸・虫垂・結腸・直腸・胆嚢・膀胱・尿管・卵管・子宮などがある．原則として，実質臓器は痛みを感じない．ただし，臓器を覆う被膜（臓側腹膜）や，膵臓における膵管は痛みを感じる．内臓痛は，管腔臓器の異常な伸展・拡張・収縮を，平滑筋に分布する内臓神経の侵害受容器が感知

することによって生じる．つまり交感神経と走行をともにする内臓神経（C線維）を経由する「遅い」痛みである．内臓神経の自由神経終末に分布する侵害受容器は，興味深いことに拡張・攣縮といった機械的刺激にのみ反応し，切っても叩いても痛くない．ただし，炎症が起こっている場合は痛みの閾値が低下し，ちょっとした蠕動運動や食物による圧迫でも痛みを感じるようになる．一種のアロディニアといってもよいだろう．胃潰瘍の際にブチルスコポラミンを注射して効果があるのは，痛み刺激の閾値が下がっている胃の蠕動運動を止めることで，痛みを抑制できるからだ．また，月経痛も凝血塊が子宮口をふさぎ，出血によって痛み閾値が下がっている子宮の内圧が上昇することによって起こる痛みである．子宮の痛みとして最も強烈なのは，もちろん出産時の子宮収縮であろう．この痛みに耐えるだけでも，女性の偉大さを痛感する．

　上腹部臓器，つまり下部食道・胃・十二指腸・胆嚢・総胆管・膵臓・小腸・虫垂による内臓痛は，心窩部から上腹部で感じる漠然とした，局在のはっきりしない痛みである（図3-1）．痛みは身体の中心部に生じ，左右に偏ることは少ない．したがって，痛みのみから臓器を特定することは難しい．痛みが軽い場合は，空腹感，違和感，食欲不振，鼓腸として表現する人もいる．特に上腹部の場合は嘔気を合併することが多い．また，結腸など下部消化管臓器の場合は下腹部に内臓痛を生じる．骨盤臓器は下腹から会陰，腰部に内臓痛を感じる．ところが腎臓・尿管・腹部大動脈，あるいは上行・下行結腸といった後腹膜臓器は，背中から左右の側腹部にかけて痛みを感じる場合もある．その理由として，後腹膜臓器や結腸は，内臓神経とともに体性神経（脊髄神経）が臓器内に入ってきていることによるといわれる．つまり，後述する関連痛に似た痛み（側腹部の鋭い痛み）の要素が強くなるといえよう．

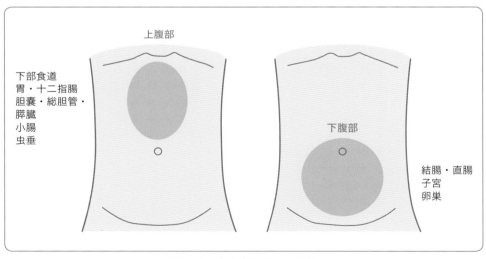

図3-1　内臓痛を感じる部位

（左図）下部食道，胃・十二指腸・胆嚢・総胆管・膵臓・小腸・虫垂の各臓器は心窩部から臍の間の上腹部に漠然とした鈍い痛み（内臓痛）を感じる．嘔気や食欲不振を伴うことが多い．

（右図）結腸・直腸・子宮・卵巣などからの内臓痛は，臍から下の下腹部に感じる．小腸・結腸は痛みに強弱が強い（腸管疝痛）．なお，腎臓・尿管の痛みは病初期から左右に偏ることが多い．

B. 関連痛

　　内臓痛は局在がはっきりせず，疼痛部位も漠然としていると述べたが，実際は胆石疝痛，尿管結石の痛みなど，部位がはっきりわかる腹痛も多い．これは，関連痛（referred pain）が生じたためである．19世紀は，内臓に真の痛みは存在せず，実際には内臓腹壁反射により腹壁の痛みとして知覚されると信じられていたこともあった．20世紀になると内臓痛と関連痛が分けて考えられるようになってきた．内臓痛を伝達する知覚神経は，脊髄から交感神経節を経由して各内臓に分布する交感神経と走行をともにしていることはすでに述べた．内臓神経は交感神経幹から交通枝を経由して後根に入る（図3-2）．ここで求心性の体性神経（脊髄神経）と初めて遭遇し，走路をともにし，脊髄後角において二次ニューロン，つまり脊髄視床路に乗り換える．このときに，内臓神経がその脊髄分節に入る体性神経と同一の二次ニューロンにシナプスすることによって関連痛が生じるといわれている（実際にはその他のメカニズムも考えられている）[2]．

　　たとえば，身体の各地から神経という道路を通って脳にまで至る旅を考えてみよう．「内臓痛」は，軽自動車（つまり内臓神経）に乗って細い道を脊髄に向かってゆっくり移動し，通常は脊髄後角のパーキングでバスに乗り換え，一般道路（脊髄網様体路）を脳に向けて上行する．それが，たまたま隣にいたスポーツカーに乗り換えて，高速道路（脊髄視床路）を一直線に上っていった場合，関連痛となる．内臓痛はいつの間にか，同乗し

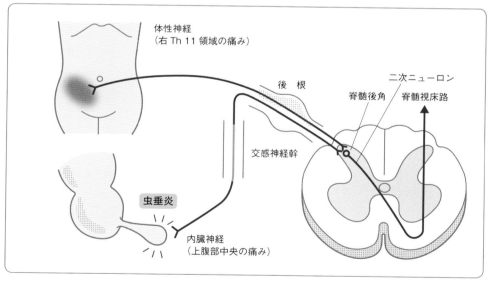

図3-2　関連痛の機序

虫垂からの痛み信号は，内臓神経によって伝達される．虫垂炎の初期は，この内臓神経からの痛みを反映して，上腹部中央に内臓痛を感じる．内臓神経は，交感神経幹を経由して後根から脊髄後角に至り，二次ニューロンに連絡するが，この二次ニューロンは，体性神経（Th 11）からも接続を受けていると考えられている．したがって，あたかもTh 11領域からの信号と脳が判断してしまうことで，関連痛が生じるといわれている．いったん，関連痛が生じると，今まで優位であった内臓痛は抑制される．

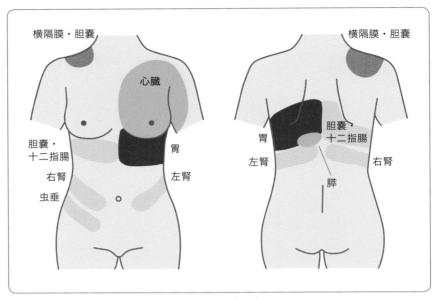

図3-3　関連痛の部位

関連痛は一定の領域に現れる．これらの領域には，いわゆる触覚過敏（Headの過敏帯[3]）を呈する．

　（Head H：On disturbances of senastion with especial reference to pain of visceral discase. Brain, 16：1-133, 1893を参考に作成）

たスポーツカーの出発地である「腹壁の痛み（所在がはっきりした，鋭い痛み）」にすり替わってしまっている．

　どの臓器が，どの脊髄分節に関連痛を引き起こすか，ということはだいたいわかっている（**図3-3**）．胆嚢・胃・膵臓はTh 6〜9に関連痛が起こる．よく左前胸部は心臓の痛みといわれるが，実際は左前胸部には胃の痛みも反映するのがわかる．さらに横隔膜や後腹膜，腸間膜の起始部には脊髄からの体性線維が入り込んできており，これらに近い臓器では内臓痛も生じうるが，体性神経由来の所在がはっきりした鋭い痛みとして感じることがある．これは厳密な意味では関連痛ではないが，実際は関連痛と考えて差し支えない．関連痛は，一種の「神経痛」であるので，左右いずれかに偏っていることが多く，圧痛はないか，あっても軽度である．また，「Headの過敏帯」として知られるように[3]，関連痛のあるデルマトーム（皮膚分節）は表在覚が過敏になっていることがあるので，診断に応用できる．

　さらに内臓痛と関連痛の特徴として，強い内臓痛の場合，あるいはくり返す内臓痛の場合は，関連痛に移行しやすいことがあげられる．胆石疝痛は油ものを食べたあとの夜中に起こりやすい．初期は心窩部あたりの不快感（内臓痛）として痛みを感じるが，やがて明け方には右季肋部や右背部の痛みに移動する．これは，内臓痛が関連痛に変わったためである．同様のことは虫垂炎にもいえる．不思議なことに，体性神経を介する痛みは内臓神経を介するそれより優位であるためか，関連痛に移行すると，もともとの内臓痛は消失する．

C. 体性痛

　体性痛（somatic pain）は，四肢や関節に生じる通常の痛みとまったく同じであるが，こと内臓痛や関連痛と同時に語られる場合は特別の意味をもつ．それは限局性腹膜炎とほぼ同義であるからだ．壁側腹膜には体性神経が分布しており，侵害刺激で容易に痛む．健康体では，通常，臓器が腹膜に触れても何も感じないが，炎症をきたした臓器が壁側腹膜に触れた際は即座に強い痛みを誘発する．体性痛とは，主として壁側腹膜で感じる鋭く強い体性神経の痛みである（もちろん，広義には腹部の皮膚や腹壁の筋肉の痛みも体性痛であるが）．腹部における体性痛の特徴としては，

- 圧痛がある
- 反跳痛を伴う
- 筋硬直（筋性防御）を伴う

の3つがあげられる．これらは腹膜刺激症状としても知られている．

　圧痛（tenderness）は，体性痛の最も信用できる診察手技である．関連痛と違い，体性神経の侵害受容器が直接刺激されるため，押して強い痛みがあれば，そこに（あるいはその下に）炎症があると思ってよい．反跳痛（rebound tendernessまたはBlumberg sign）とは，腹壁を静かに圧迫し，急に手を離す際に生じる痛みで，腹膜が振動することによって起こるといわれる．したがって，打診や指先で腹壁をタップすることによっても誘発できる．腹痛診療で有名なCope先生は，患者に突然の痛みを誘発する反跳痛の手技をきらい，後者の方法を用いていた[4]．筋硬直または筋性防御に関しては，体性痛が，求心性体性神経－脊髄－遠心性体性神経という反射弓を介して，部分的に筋が硬直することである．例外はあるが，硬直部はほぼ痛む部位あるいはその周辺に生じる．筋硬直のことを，時に「痛いのでお腹に力を入れること」と勘違いする医学生がいるが，意識してできることではない．

　筋硬直をみるコツは，患者が痛みを感じないよう，ゆっくり静かに押すことである．このとき，必ず両側を比べること．軽微な筋硬直をみつけることができる．ちなみに後腹膜や骨盤内臓器の炎症は，腸腰筋や閉鎖筋に筋硬直が起こるため，触診で圧迫することができない（このときの診察法については，後述）．実はこのような反射弓は，腹部だけでなく多くの部位の痛みに共通している普遍的な現象である．たとえば，ぎっくり腰になった際，背筋群が硬直し，靴下がはけなくなるのも脊髄反射による筋硬直である（筆者は何度となく経験している）．

　虫垂炎を例にあげてみよう．まず食欲が低下して，臍の上あたりの痛みあるいは不快感，嘔気が出現する（内臓痛）．これは，糞石（あるいは浮腫による閉塞）によって虫垂腔の内圧が上がっていることを意味する．さらに半日から1日たつと痛みが右下腹部に移動して（関連痛），最初にみられたような上腹部不快感や嘔気は消失する．次に37℃台の発熱と右下腹部の圧痛が著明となる（体性痛）．このときになると，痛みは鋭く限局的で，患者は腹膜を振動させないようにお腹を押さえてすり足で歩いてくるだろう．このように，腹腔内の典型的炎症性疾患の場合は，内臓痛 → 関連痛 → 体性痛（限局性腹膜炎）

と推移するのが原則である.

3　痛みの由来分類③：神経

　　いわゆる神経痛といわれる痛みは，今まで述べてきたような「侵害受容性疼痛」とは異なる「非侵害受容性疼痛」で，多くは慢性痛・反復痛である. 打撲や虚血，炎症，内臓疾患の痛みとは異なる特徴をもつ痛みであるため，誤診されることもある. 皮肉なことに，診断がつかない痛みを「神経痛でしょう」と片づけられることもあるが，これは当たらずとも遠からずである. もちろん，神経痛は整形外科医や麻酔科医の専売特許ではない. 神経痛を制する者こそが，「痛みの内科診断学」の達人となると言っても過言ではないだろう. それほどに神経痛の診断は難しい.

A. 神経障害性疼痛

　　痛みの神経は，末梢神経末端にある侵害受容器に，化学的・物理的な侵害刺激が入ることで活動電位が発生し，痛みを伝導する. これが原則であるが，しかしそうではない「異常な」痛みの伝導もありえる. それが非侵害受容性疼痛で，神経痛がその代表である. 神経痛は厳密には「神経障害性疼痛（neuropathic pain）」という. 末梢神経末端からではなく，神経伝導路の途中から痛みの発火が起こるのが特徴である. 神経障害性疼痛の「障害」とは，ミクロレベルの，あるいは分子レベルの障害であるため，多くは神経線維の解剖学的構造は保たれている. ただし，栄養・代謝障害や神経毒によるびまん性・多発性に起こる神経障害では，最終的には末梢神経の変性が起こってくる. 神経障害性疼痛といっても，mononeuropathy と polyneuropathy では，やや様相が異なってくる.

1 ▶ mononeuropathy（単神経障害）

　　外傷を含む局所の炎症が治癒したあとに，痛みが持続することがある. 典型的には，ズキンとする電撃痛あるいは，長くても十数秒の痛みや灼熱感が，何度も何度も波状的に押し寄せてくるのが特徴である. ちょっとした刺激がきっかけとなり，急に痛み出すこともある. これは「痛みの経過」でも説明した「感作」が成立したためである. 帯状疱疹後神経痛や外傷後の"古傷が痛む"といった状態も，この種の神経痛である. NSAIDsはほとんど効果がない. メカニズムとしては，損傷した神経の再生過程で神経線維の細胞膜上にNaイオンチャネルが過形成され，容易に発火することによるといわれる.

　　時に神経の再生過程で，末梢交感神経線維が巻き込まれることがある. この場合，複合局所性疼痛症候群（complex regional pain syndrome：CRPS）と呼ばれる状態となり，痛み以外に浮腫・発赤・発汗異常（過多または減少）といった交感神経症状が加わる. 重症の場合は，骨や筋肉の萎縮を伴うことがある. この現象は南北戦争の際に初めて報告され，古くはカウザルギー（causalgia）と呼ばれた. 動脈に分布する交感神経が，外傷後に痛みの神経線維と異常な接続を形成し，寒さや運動によって交感神経の興奮が起きたときに痛みの神経を同時に刺激する状態である. 採血や点滴後に生じることもある怖い神経痛である.

その他にも，片頭痛や群発頭痛，三叉神経痛といった原因不明の痛みがある．異論はあるかもしれないが，これも神経障害性疼痛の亜型と考えてよいだろう．

2 ▶ polyneuropathy（多発神経障害）

Polyneuropathyはさまざまな症状を示すが，ここでは感覚障害や痛みを伴うものに限定して述べる．靴下手袋型といわれる手足の末梢から始まる神経障害で，特に足先から始まることがほとんどである．痛みはジンジンとする不快な感覚で，"正座をしたときのような"と表現することが多い．表在覚は低下している場合とは逆に過敏になり，アロディニアを呈することもある．典型的には振動覚などの深部覚は低下し，腱反射も低下か消失する．症状が進んでくるとジンジン感や痛覚はなくなり，感覚自体が低下する．したがって足首の捻挫など外傷に気づかず，Charcot関節を呈することがある．

原因として，代謝・内分泌性，栄養障害性，中毒性，遺伝性などの全身疾患があげられる．教科書的には梅毒による脊髄癆もあるが，現在はほとんどない．多い疾患としては，糖尿病・慢性アルコール中毒・脚気・亜急性連合性脊髄変性症などであるが，原因がわからない場合も多い．胃全摘後に多いビタミンB_{12}欠乏（亜急性連合性脊髄変性症）では，脊髄後索と深部感覚障害により失調性歩行，開脚歩行が起こる．立位で眼を閉じると平衡覚がなくなり，たとえば顔を洗うときなどに倒れそうになる．慢性アルコール中毒では，アルコールそのものでもpolyneuropathyが起こるが，ビタミンB_1欠乏（脚気）を合併していることが多い．

B. 絞扼性末梢神経障害

絞扼性末梢神経障害（entrapment neuropathy）は，mononeuropathyの中に含めることも可能であるが，原因が明確であるため，ここでは別に解説する（表3-4）．一般的には，絞扼性末梢神経障害は整形外科的な神経痛であり，絞扼を解除することで，劇的に痛みがよくなることもある．しかし，しばしば診断は難しく，誤診したり，あるいは診断がわからず「慢性痛」として諦めてしまうことも多い．内科医を訪れる痛みの患者に，実際はかなり多くこの絞扼性末梢神経障害が含まれていると考えてよい．

四肢・腰背部・頭頸部では，末梢神経の絞扼や圧迫が起こりやすい．末梢神経は解剖学的には神経束（いわゆる○○神経）のことで，神経線維，血管とそれを包み込む支持組織からできている．末梢神経は骨，椎間板，筋膜，筋肉，動脈などにより圧迫を受けた場合，神経束の虚血をきたし，しびれや痛みの原因となる．絞扼部位では炎症をきたし，場合によっては神経の変性に至ることもある．絞扼は，初期には可逆性のことが多く，急性炎症や慢性炎症による痛みをくり返す．痛みの原因として非常に多いといえよう．短期間で治癒するものから，年余にわたって痛むものまで多くの疾患がある．腰椎で多数の末梢神経を同時に絞扼する疾患として，腰部脊柱管狭窄症がある．この場合は，mononeuropathyではなく，polyneuropathyのような下肢全体（特に下腿）のしびれるような痛みとなる．腰部脊柱管狭窄症とpolyneuropathyの鑑別は，しばしば難しい．

表3-4　主な絞扼性末梢神経障害

絞扼性末梢神経障害	特　徴
大後頭神経痛	大後頭神経は頸椎，傍脊柱筋群，僧帽筋などを貫き片側の後頭から側頭に分布する．いずれかの部位で絞扼が起こった場合に片側後頭の電撃痛として発症．痛みは筋弛緩で軽減することが多い
三叉神経痛	三叉神経領域に洗顔，食事，飲水，歯磨き，化粧などで誘発される鋭く短い電撃痛．カルバマゼピン投与で痛みは軽減することが多い．上小脳動脈などによる圧迫が原因の場合は手術が奏効する
手根管症候群	手根管で正中神経が絞扼されることによって生じる．第1から第4指にしびれがある．第4指は橈側のみが障害されることが特徴．夜間早朝に悪化し，手を振ると軽快する．診断にはTinel signやPhalen testが有効
上殿皮神経障害	上殿皮神経は下部胸椎から腰椎由来の皮神経（感覚神経）で，胸腰筋膜を貫通して上殿部の皮膚に分布する．腸骨稜付近に圧痛点がある．慢性腰痛の15％前後を占めるといわれている．両側性が多い
梨状筋症候群	梨状筋を含む股関節周囲の筋肉が硬直した場合に，坐骨神経を圧迫することで生じる．殿部外側から大腿後面あるいは下腿後面にかけてしびれ感，疼痛が生じる．座位やランニングで誘発される
外側大腿皮神経障害	外側大腿皮神経は，上前腸骨棘から鼠径靭帯を経由して大腿外側の皮膚に分布する純感覚神経．同部のしびれや感覚鈍麻をきたす．上前腸骨棘内側に圧痛をみる．うつ伏せ，ズボンの締めつけなどで誘発される
腓骨神経障害	膝直下外側の腓骨骨頭で総腓骨神経が絞扼されることで発症．下腿外側から足背にかけてのしびれ，疼痛が生じる．高度の場合は下垂足を生じることがある．歩行，組み脚，正座などで誘発される
足根管症候群	頸骨神経が，頸骨内果の足根管を通る際に絞扼されて生じる．足底の前2/3に生じるしびれ，疼痛．内果下部にTinel signをみる．両側の場合は，polyneuropathyや腰部脊柱管狭窄症との鑑別が必要

4　痛みの由来分類④：筋

A．筋と筋膜

　　筋肉由来の痛みに関しては，身近な割には解明されていないことが多く，コンセンサスが得られていない．また，医者以外にも整体や鍼灸，リハビリテーション，あるいはオステオパシーなどのセラピストがかかわっているため，やや混乱した状況である．ここでは，「筋」を筋肉だけでなく筋骨格系全体ととらえて述べたい．

　　実は驚くべきことに，人体は頭の先から足の裏まで連続する一枚の広大な筋膜（fascia）に包まれている[5]．Fasciaは皮膚の下で体表全体を覆っているだけでなく，筋肉を包み込み，また細かくその中に入り込み，あるいは腱や腱膜として，あるいは関節包として，筋肉や骨を固定している．また，骨膜として骨を覆い，腹膜として内臓を包み込んでそれを保護している．Fasciaはそれぞれの場所で，筋膜や腱・腱膜・骨膜・滑液包・支帯・腹膜・心外膜などと呼び名を変えるが，組織学的には，すべて結合組織でできている．もちろん痛み神経の神経終末も多くここに分布している．慢性疼痛のうち，「筋筋膜性疼痛症候群（myofascial pain syndrome：MPS）」と呼ばれるものの中に，このfasciaの炎症が関係していることがわかってきた．つまり，筋と筋の間に存在する筋膜が慢性炎

症をきたし，筋どうしが緩やかに接着するため，スムーズな筋の動きが妨げられ痛むのである．どうしてここに慢性炎症が起こるのかは詳しくわかっていない．最近はやりの「筋膜リリース」という方法は，生理食塩水の注入や用手的に接着した筋膜どうしをはがして痛みを取る方法である．現在，ペインクリニックの医師以外にはまだ一般的とはいえないが，今後この概念は広がってくると思われる[6]．

筋あるいは筋膜由来の痛みは，実臨床ではかなり頻度が高いと考えてよい．確かにいえることは，何の痛みであれ，痛みが強かったり長引いたりしたときは，脊髄反射（筋性防御）で障害部とその周囲に筋硬直（筋のこり）をきたし，筋肉痛を引き起こす，ということである．これは意識して硬くしているのではなく，反射として硬くなる．典型例は「ぎっくり腰」と俗に呼ばれる急性腰痛症である．筆者も含めてぎっくり腰になった読者で，腰が曲がらず靴下がはけなかった経験をおもちの方も多いと思う．これは障害部が痛いから曲がらないのではなく，背筋群が硬直し，無理やり曲げると痛みを伴うためである．あるいは，前述した絞扼性末梢神経障害の際は，ほぼ必発で絞扼部周囲に筋の硬直をきたしている．つまり，筋の慢性痛はほかの痛みと密接に関連している．

筋の硬直には，筋紡錘が深くかかわっている．通常は，筋が伸びると筋紡錘も伸び，筋紡錘から求心性線維がそれを感知して筋収縮が起き，筋が伸び過ぎないようにする仕組みである．痛みによる脊髄反射の場合，筋紡錘に到達する遠心性Aγ線維が常に活性化されているらしい．すると筋紡錘両端の筋肉が収縮し，筋紡錘が伸びる．次に筋紡錘から求心性線維がそれを感知して筋が伸び過ぎないように収縮する……．なんだか，ややこしい話だが，要するに痛みの反射弓ができあがると，筋肉が硬直してその部位に虚血が起き，微小な炎症が惹起される．炎症物質は，痛みの神経終末の侵害受容器を刺激し，痛みとアロディニアを引き起こす．また，炎症は筋膜まで達し，筋膜の癒着をきたす場合もあるだろう．

B. 筋硬直は痛みを増強する

特に筋骨格系の痛みの場合，「筋筋膜性疼痛症候群」という慢性痛になりやすい．たとえば，高齢者に多い腰痛症は，もともとは急性腰痛症や椎間板ヘルニア，腰椎圧迫骨折などがスタートとなるが，傷ついた部位以外に筋硬直をきたし，痛みを増強する．もともとの傷は治っても，筋硬直は継続し，筋や筋膜の微小炎症が続く．こういった硬直の場合は，特に硬結部位（トリガーポイント）を探してそこに局所麻酔薬を少量注射するだけで，筋が柔らかくなり，痛みが軽快することが少なくない．あるいは，前述した筋膜リリースも今後もっと使われるようになるかもしれない．

トリガーポイントは，硬結部位を押さえると，離れた場所に関連痛と呼ばれる痛みをきたすことがある（内臓の関連痛とは機序が異なる）．この現象に対する明確な回答は出ていないのだが，おそらく脊髄反射による筋の収縮がほかの筋肉に及ぶからであろう．トリガーポイントを圧すると，もともと硬直して循環不全に陥っている周囲の筋が，瞬間的に収縮することにより痛むと考えられる．

特殊な筋痛として，薬剤性筋炎による筋痛がある．特に高脂血症薬のスタチンの割合

は高く，フィブラートと併用するとさらに危険性は高まる．もっとも実臨床においては，筋炎や横紋筋融解まできたす症例は少なく，四肢・躯幹の筋痛やこむら返りなどが圧倒的に多い．わかりにくい筋痛として覚えておかなければならない．

5 痛みの由来分類⑤：脳

ここでは，中枢神経の器質的疾患による痛みと，情動・精神活動が関与する非器質的疾患による痛み，つまり心因性疼痛に関して述べる．こと心因性疼痛に関しては最も誤解が生じやすい概念であり，「痛みの内科診断学」の根幹にかかわる重要事項である．

A. 中枢性疼痛

中枢性疼痛（central pain）とは，中枢神経の損傷や機能障害による痛みであり，その1つである視床痛（thalamic pain）は，脳卒中後2〜3か月してから起こってくる麻痺部の慢性痛で，痛みの中枢である視床の血流障害が原因と考えられているが，詳しいメカニズムはわかっていない．片麻痺なので感覚が遮断されているにもかかわらず，ジンジンとする灼熱感や電撃痛が走ったり，アロディニアを生じたりする．通常は麻痺部の痛みなので診断はつけやすいが，時に視床の小さな脳卒中で生じる麻痺のない視床痛（pure sensory stroke）もあり，診断が難しいことがある．通常，視床痛では慢性痛の治療を行うが，深刻な症例では脳外科的除痛術を行うことがある．視床痛と同様，感覚遮断後に出現する痛みとして幻肢痛がある．失われた手足があたかも存在しているように感じ，それらが痛む．これもまた難治性の痛みである．

B. 心因性疼痛

心因性疼痛（psychogenic pain）や身体表現性障害（somatoform disorders）と呼ばれる痛みは，「本当は痛くないはずなのに，わざと痛がっている」と思っている医師が多い．このような患者は，いわゆる不定愁訴を多く抱えているのも事実である．しかし，すべての痛みは最終的に脳内イメージであるため，「本当は痛くないはず」という前提自体が成り立たない．定義の項（p.4）でも述べたが，「痛い」と感じればそれは痛みである．通常は，脊髄視床路から痛み信号は上がってくるが，どのような信号入力であれ，最終的に痛みを記憶している大脳皮質や視床の神経細胞が活発化すれば痛みを感じる．たとえば，うつ病や慢性疲労症候群では，慢性痛を伴うことが多い．これは，痛みを感じる領域の神経細胞が，脊髄視床路とは別の脳内経路で活性化したためである．痛みを感じる独自の回路ができあがっているのである．

「痛みの内科診断学」を学ぶ読者は，いかにも精神科的とみられる患者に対しても，まず器質的な痛みを考え，鑑別診断を1つひとつ潰していき，どうしてもそれしかない，という段階になって心因性疼痛と診断すべきである．患者の不安そうな態度，およびエックス線写真と血液検査が正常，ということのみをもって「心因性」のレッテルを貼ることは厳に慎むべきである．痛みの診断がつくということは，患者にとって重要な意味

をもつ. 診断がつかない不安は, 痛みの閾値を下げ, さらなる痛みを生む. たとえばそこで, 「胸肋関節炎による前胸部痛」, 「腰部脊柱管狭窄症の神経根症状による右下腹部痛」, 「上殿皮神経障害による背部痛」などという「痛みの内科診断学」的な診断が下れば, 痛みが消えることはなくても, 自制内になることだってある. 筆者は今まで「原因がわからない」と言われていた痛みに診断がつくことだけで, 痛みが軽減した患者に何度も遭遇した. 「痛みの内科診断学」は, このような認知療法的な側面をもっている.

　純粋な心因性疼痛は, まったくの身体疾患を有しない場合であり, 身体表現性障害, 古典的にはヒステリーあるいは解離性障害とも呼ばれる疾患であろう. あるいは, 妄想性障害や統合失調症の場合も頑固な心因性疼痛を訴えることがある. 以前, ごく普通の30歳代女性が, ちょっとした交通事故を機に, 「砂のようなかたまりが, 足の血管にたまってそこが痛む. 砂のようなものは時々移動して, そこでまた痛む」と熱心に訴えて来られた. 「信じてもらえるとは思えないが, 実際にかたまりはあるんです」と. もちろん, 異常体験や幻覚などの統合失調症症状はなく, 精神科医とも相談して妄想性障害との診断になった. この方は, 1年間通院して, 幸いにもすっかり痛みと妄想は取れた.

　その他, うつ病や不安障害の場合は, 筋肉痛や肩こり, 過敏性腸症候群, 機能性胃腸症, あるいは薬剤性筋炎などの軽度の痛みがベースにあり, 精神状態が痛みの閾値を低くしていると考えられる症例が多い. これらは, 正確には心因性疼痛ではなく, 臨床的には非常に多いパターンである. 純粋に心因性疼痛を考える場合, うつ病や不安障害, 統合失調症や妄想性障害, 解離性障害などの精神科疾患について, 多少なりとも知識と経験が必要となるだろう. もちろん, 詳しく学ぶ必要はない. 要は,「痛みの内科診断学」を学ぶ読者は, 人の心の奥底に潜む精神科的な問題にも興味をもち, 間違っていてもよいから自分なりに精神科的な診断をつけていく態度が必要となる. 「興味」は決して医療者自身の性格によるものではなく, 日頃の診察態度から引き出される習慣といってもよい. 患者の心的問題が, 痛みを増強している可能性が十分にあるということをわかっていれば, そう簡単には「心因性疼痛」の診断は下せないであろう.

文献

1) Berk JE, ほか 編：ボッカス消化器病学 第4版（1. 臨床診断）. 土屋雅春 監訳, 西村書店, 1988.
2) Hinsey JC, et al：Observations upon diaphragmatic sensation. J Neurophysiol. 3（2）：175-181, 1940.
3) Head H：On disturbances of sensation with especial reference to the pain of visceral disease. Brain. 16（Issue 1-2）：1-133, 1893.
4) William Silen 原著：急性腹症の早期診断（第2版）―病歴と身体所見による診断技能をみがく―. 小関一英 監訳, メディカル・サイエンス・インターナショナル, 2012.
5) Guimberteau JC, ほか 著：人の生きた筋膜の構造 ―内視鏡検査を通して示される細胞外マトリックスと細胞―. 竹井 仁 監訳, 医道の日本社, 2018.
6) 白石吉彦, ほか 編：THE 整形内科. 南山堂, 2016.

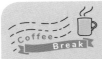

2人の巨人

　内臓痛と関連痛を実臨床に応用した人物として，20世紀前半に活躍した2人の巨人，Zachary Cope（1881 〜 1974）と Henry L. Bockus（1894 〜 1982）を忘れてはならない．

　Cope はイギリスの外科医で，『Cope's Early Diagnosis of the Acute Abdomen』の著者である[1]．いま現在も腹痛診療のバイブルとされるこの本の初版は1921年．弟子が補完しながら現在まで版を重ねているが，基本は Cope の著述がそのまま残っている．

　一方，Bockus はアメリカの内科医で，大著『Bockus Gastroenterology』の著者 兼 編者である[2]．ほとんどの章は，ほかの医学者が更新し書き直しているが，「腹痛」の章のみは，約70年前の Bockus の記述がそのまま残っており興味深い．

　CT や超音波（エコー）のない当時，確定診断を下すには手術か剖検をするしかなかった．この患者に手術が必要か，どの臓器がやられているのか，そういった厳しい判断を行うために，今では考えられないくらいの真剣で詳細な観察が行われていたのであろう．筆者も含めて，ろくに診察もせずにすぐ CT や血液検査にたよる現代の医師にとって，耳が痛い話である．これらの巨人の著作は「痛みの内科診断学」を学ぶ読者にぜひとも勧めたい．『急性腹症の早期診断』（図**3-4a**），『ボッカス消化器病学』（図**3-4b**）として和訳も出ている．読めば驚きの連続であること請け合いである．

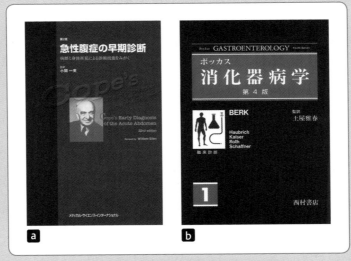

図3-4　診断学における歴史的人物の著作

文献

1) William Silen 原著：急性腹症の早期診断（第2版）―病歴と身体所見による診断技能をみがく―．小関一英 監訳．メディカル・サイエンス・インターナショナル，2012.
2) Berk JE, ほか 編：ボッカス消化器病学 第4版（1. 臨床診断）．土屋雅春 監訳，西村書店，1988.

chapter 4 痛みを診断する

～ 問 診 ～

　痛みの由来による分類を前chapterで紹介した．実際の臨床の場で，私たちはどのような種類の痛みと向き合っているかがわかっていただけたと思う．それを踏まえて，本chapter以降では，いよいよ痛みの診断に至る過程を概説する．まず，本chapterでは，痛みの問診について，次のchapterでは身体診察と検査に関して述べる．

1 問診（医療面接）

　かつて，内科学の父 William Oslerは「患者の言うことをよく聞きなさい，彼は診断を語っている．」(Listen to your patient, he is telling you the diagnosis.)と若い学徒に教えた．この言葉は，今もって生きているどころか，ますます重要になりつつある．それというのも，わが国では診断用医療機械の精度が上がり，診察はほどほどにすませて，あとは機械に診断を頼る傾向が大きくなっているからである．しかし，こと「痛みの内科診断学」では，まさにOslerが言うように問診が診断を決めると言っても過言ではない．患者が自ら語る診断のヒントだけではなく，患者からヒントを引き出すことが極意である．

A. 問診するにあたって

　この本の読者は，ほとんどが実際に臨床をされていると思うので，いまさら言うまでもないかもしれないが，問診の最重要事項は「よい情報を聞き出すこと」につきる．ただこの1つの目的を実現するために，医師は実にさまざまなことに注意を払うことになる．

1▶主 訴

　診療上，役に立つ主訴は，必ずしも患者の言ったことそのままではない．特に「痛み」の場合は，随伴症状が多く，痛み以外の重要な症状を患者が言い忘れることもある．痛み以外にも，重要だと思われる症状は，「主訴」と考え記載してよいと思う．逆に，痛み以外に問診票に記載している主訴が5個以上ある場合は，それだけで不安障害や身体表現性障害の可能性が高くなる．ただし，最初からそう決めつけないように注意したい．

2▶信 頼

　患者は，診察を受ける際に医師を観察していることを忘れてはいけない．あなたが「どのような患者か」を探ろうとしているのと同じように，患者はあなたを「どのような医者か」見極めようとしている．Sapiraは，有名な『身体診察のアートとサイエンス』という

本の中で,「患者と医師の信頼関係は,医療面接の最初の10分間でほとんど決まってしまう」[1]と述べている.筆者は,待合室の初診患者を呼び出すときは,できるだけ自らドアを開けて迎え入れるようにしている.このとき,痛む部位を押さえていないか,痛みで顔をしかめていないか,疼痛性跛行はないか,冷汗はないかなど,目に見える情報は多く,すでに「痛みの内科診断学」は始まっている.また,患者を部屋に迎え入れる際は,実際に待たせているかどうかにかかわらず,「お待たせしました」と言うことにしている.これは,患者の信頼を得る魔法の言葉である.特に,中高年の男性は少しでも待たされるとイライラすることがあるので効果がある.

その後,荷物を置いてもらい,着席していただいたあと,自己紹介をする.このとき,自分がたとえ体調がすぐれなくてもはつらつとした明るい表情を心がけるようにしたい.まったく初めての人と会うので,やはり最初の10分間が勝負だ.もちろんくだけた「ため口」は禁忌である.電子カルテばかりに顔を向けるのではなく,時々目を合わせ,相づちやうなずきを適度に行う.一挙手一投足が,患者から観察されていることを知るべきである.そして,患者を見かけだけで判断せず,相手に敬意を払い,できるだけ話を遮ることはしないようにしよう.これらはすべて,患者の信頼を勝ち取るためである.

3 ▶ 質問形式

質問にはYesかNoで返答するclosed questionと,自由に答えてもらうopen questionがある.初診時はできるだけopen questionを心がけ,話を遮らないようにする.「胸痛ということですが,そもそも最初に痛んだときは何をされているときでしたか?」などと話を切り出し,自由に答えてもらう.時々,closed questionを入れたり,重要なところや疑問点は念を押して聞き直したりする.「そうですか」「なるほど」「ほー,それで」「それはつらかったですね」といった相づちは,問診の技術として大変効果的である.

Open questionの場合,時として話が脱線し,あらぬ方向に行くことがあるが,そのときは「ところで,さっきの痛みについてですが……」と,もとに戻す努力が必要となることがある.問診上の禁句としては,「だからー」とか「さっきも言ったように……」など,相手の不注意を非難するような言葉である.また,前医の非難をすることは,厳に慎まねばならない.その他,初診時の注意点としては,問診中に自分の意見を述べることは極力避け,診察や検査が終わってからまとめて説明するようにしたい.また,診断を決めつけ,誘導尋問的問診を行うことも避けねばならない.これは,「早期閉鎖」と呼ばれる認識エラーである.

当然,患者にはさまざまな個性の人がおり,問診から引き出せる情報はかなり左右されるが,重要な情報は何とか聞き出さなければならない.筆者は痛みの表現がわかりにくいときは,「もう少し違う言葉で言うと,どうなりますか?」などと聞くことがある.あるいは,メモ用紙に「グラフにすると,痛みはこんなふうに波打っていますか?それともだいたいずっと同じですか?」などと描きながら聞くこともある.

患者によっては,この痛みは「あのとき○○をしたから」とか「この薬を飲むようになってから」,あるいは極端な場合は「あの医者にかかって注射をしてから」などと,痛みの原因をあれこれと詮索して物語をつくりあげ,後悔と不安で胸がはちきれそうになって

いることがよくある．この場合，当然，痛みは増強されているはずである．Narrative-based medicineとは，こじれた患者の物語をときほぐし，患者と医者の双方にとって納得のいく医学的診断と病態生理で物語を再構成していくことである[2]．「痛みの内科診断学」を実践する医師は，このnarrative-based medicineを実践する医師でもある．

4 ▶「3つのキョウ」

筆者がよく医学生に言っている語呂合わせで，患者診察時の基本的態度と思っていただきたい（表4-1）．ベテランの医師であればおそらく自然に実践していることであるので，これは若い医師へのメッセージである．

① キョウミ（興味）

患者から信頼を得るために，最も大切となるのは「興味」である．もっといえば，「自分（ここでは医師）は，あなた（患者）に対して，興味をもっていますよ」というメッセージを以心伝心で伝えることである．患者は医者が自分に興味をもっていることが伝わると，いろいろと有益な情報を話してくれるようになる．「興味のメッセージ」として，たとえば「ほー，そうですか」「なるほどですね」「え？もう一度お願いします」「それは大変でしたね」などの相づちは，相手の心にじわりと入っていき，徐々に医師への不信感を取り除いてくれるだろう．ほかにも，うなずき，同行者に対する話しかけ，適切な質問，考え込む動作や仕草，間の取り方，ちょっとした沈黙，などの挙措挙動が思わぬ効果をあげる．それぞれの医師に，それぞれのやり方があるはずだ．これらはまさしくWilliam Oslerのいう職人芸（art）といってよい．逆に首をかしげたり，カルテ書きに専念する，貧乏揺すりをする，目を合わせない，といった相手を否定・軽視したようにみえる挙動はよくない．

患者への興味がなければ，「痛みの由来」そして「痛みの診断」に至る大切な過程を全うできない．われわれ医師は，患者の話を聞きながら，いろいろな鑑別診断を考え，的確な質問をしなくてはならないが，それには興味・好奇心が勢い水（大きな助け）となることであろう．それでも，なかなか患者に興味をもてないという読者もいるかもしれない．しかし，興味・好奇心は，その人がもって生まれた性格ではなく，ただの習慣である．当直明けで疲れていようと体調がすぐれないときであろうと，診察をする際は心のスイッチを切り替え，患者の病気の世界に入っていき，診断の糸口をあれこれ考える習慣

表4-1 診察時に大切となる「3つのキョウ」

> 1. **キョウミ（興味）**
>   患者から信頼を得るために，最も大切となるのは「興味」である．「自分は，あなたに対して，興味をもっていますよ」というメッセージを以心伝心で伝える習慣のことである．
> 2. **キョウカン（共感）**
>   患者の痛みを再体験するため，心をまっさらにして，患者の症状を自分の中に再現すること．同情するという意味ではない．
> 3. **キョウリョク（協力）**
>   自分で診断できない，治療できないと判断した際には，他科，他院へ紹介するなど，患者にとって最良の手段を考えること．

をつけなければならない．また，上述した「興味のメッセージ」を，意識して患者に送る習慣をつけることで，興味はさらに高まってくる．慣れてくると，「ほお，面白いねー」と心の中でつぶやくだけでも，不思議と興味がわくようになってくるところが，また興味深い．

② キョウカン（共感）

患者の気持ちを汲む，という意味もあるが，それ以上に「心をまっさらにして，患者の症状を自分の中に再現する」という意味合いが大きい．話を聞いてカルテに書きとめるだけでは，その症状をわかったようで実はわかっていないことが多い．できるだけ，患者の痛みやその他の症状を自分自身に置き換えて，再体験してみよう．たとえば，問診で患者が「肩が痛む」と述べたとき，自分の肩に手をやり痛みに思いをはせる．いつ，どのようなときに，どんな痛みが起こるのだろうと考えたとき，新たな疑問点や聞き足りなかったことがわかるかもしれない．いかに身体表現性障害やうつ病が疑われる患者でも，初診時には自分の心を空っぽにして，まず共感してみよう．共感とは，つまるところ，よい問診を取るための技術である．相手に同情するという意味ではない．

③ キョウリョク（協力）

自分自身で診断できない疾患は多い．また，話が長く，要領を得ない患者もいる．このとき，話もろくに聞かずにうちの科ではないと決めつけたり，「近くの整形外科に行ってみては？」と診療情報提供書も書かずに終診したりしてはいけない．患者は医師の誠実さを期待し，また信じるしかない．自分で治せないと判断したときは，投げ出さずに患者にとって最良の手段を考えるべきである．また，患者を他科に紹介してそれで終わりというわけでもない．もし，その科で「うちの診療科の疾患ではない」と言われたときは，また戻ってきてもらい，しかるべき次の手を考えるべきである．そうしないと，その患者は「痛み難民」となって路頭に迷うか，紹介先からまた次の医師に紹介されてドクターショッピングをくり返すか，ということになる．おそらく，"患者に協力する"という態度は知らず知らずに医師からオーラのようにあふれ出て，患者を安心させ，また信頼させることになる．もちろん，これも究極的にはよい情報を得るための手段である．

B. 痛みのOPQRST

DeGowin著『Bedside Diagnostic Examination』に出てくる「PQRST」は大変有名な語呂合わせで，診断学の教科書に必ずといっていいほど紹介されている[3]．実際，痛みの一般的な特徴をとらえるのにこれほど適した問診ツールはない．筆者は医学生に，「呪文のように覚えろ」とよく言っている．ここでは，痛み診断用に少し修正した「OPQRST」を紹介する（表4-2）．

1 ▶「O」(onset)

「O」はonsetで，痛みの起こり方の特徴である．Chapter 3で述べた「痛みの由来」の「経過（急性痛・慢性痛）」に対応する．この場合，突然か，急か，ゆっくりか，といったおおざっぱな分け方でよい．

突然(sudden)に起こる持続性の強い痛みは「何時何分」とわかるくらいに突発する場

表4-2　痛みの「OPQRST」

O (onset)	痛みの始まり方
P (palliative/provocative factor)	寛解・増悪因子
Q (quality/quantity)	痛みの質・程度
R (region/radiation)	痛みの部位や関連痛の範囲
S (associated symptoms)	随伴症状
T (time course)	経時的な変化

合がある．少なくとも数分以内に最大値になる痛みである．心筋梗塞やくも膜下出血，大動脈解離，上腸間膜動脈閉塞症，緊張性気胸，消化管穿孔など死に至る疾患が含まれていることを念頭に，気を引き締めて対応しなければならない．その多くは，救急車で搬送されてくる．特に頭，胸，背，腹部などの強い痛みには気をつけよう．まずバイタルサインの変化がないかに注意し，急変時に対応できるようルートを確保する．もしバイタルサインの変化があれば，まずその安定化をはかる．決してCTを急いではいけない．そのほかにも自然気胸や外傷など突発性の痛みはありえる．しかし，初めて起こる突然の強い痛みは，red flagと考えて対処した方がよい．

　数分から数時間かけて徐々に強くなってくるような急性発症（acute onset）の痛みは，多くの疾患にみられる．頭痛，頸部痛，胸痛，背部痛，四肢痛など，さまざまな部位に痛みが生じるが，あまりに多いためacute onsetということだけで鑑別を絞るのは困難である．内科疾患だけでなく，整形外科的疾患もsuddenではなく，acute onsetとなる場合が多いので，注意したい．

　患者自身がはっきりと痛みが始まった日を覚えていない，ゆっくりとしたgradual onsetの場合は，致死性の重症疾患は少ない．ただし，時にがんが隠れていることがあるので，要注意である．多くの場合，最初は痛みが軽く，「しばらく様子をみていた」と言う患者が多い．つまり，慢性片頭痛や過敏性腸症候群など機能的な痛みをもつ患者である．慢性痛や筋筋膜性疼痛症候群なども，ゆっくり始まることがほとんどである．

2 ▶「P」(palliative and provocative factor)

　「P」はpalliative and provocative factorで，寛解・増悪因子である．英語が覚えにくいが，こればかりはしかたがない．

① 四肢痛

　関節や筋肉などの整形外科的な痛みでは，「楽な姿勢」「痛む姿勢」というものが存在することが多い．腰部脊柱管狭窄症であれば，狭窄を解除する屈曲姿勢，つまり座位や臥位により痛みが楽になる．逆に脊柱管をせばめる立位や歩行，腰を伸ばす姿勢により下腿の痛み・しびれ・疲労感が出現する．閉塞性動脈硬化症（ASO）は，同様に間欠性跛行を呈するが，座位による痛みの回復はなく，歩行を止めてじっと立っていれば数分で回復する．これは片頭痛にもいえることであるが，リウマチ関連疾患の場合は，天候（低気圧）が痛みに影響することがある．正中神経の絞扼で生じる手根管症候群は，夜中

や朝方に手が痛むことがある．通常は第1指から第4指の痛みであるが，時に中枢側の前腕まで放散する．コンピュータを長く操作する人に多いといわれる．

②頭　痛

　　片頭痛の音過敏や光過敏は有名である．また，片頭痛発作時は運動で頭痛が増悪するため，暗い部屋でじっとしていることが多い．当然であるが，月経関連片頭痛は月経開始前後の4～5日間に起こる．また，本人は気づいていないが，薬物乱用頭痛は頭痛薬を服用することによってかえって増強する頭痛である．顔を洗うときなどに下を向くと前頭部痛や眼痛が増悪する場合は，副鼻腔炎の可能性が高く，鼻閉や後鼻漏を伴うことが多い．また，三叉神経痛はしばしば食事(咀嚼行為)が増悪因子となる．まれな疾患だが，低髄圧性の頭痛は起床後に発症し，臥位で軽減する．

③胸腹部痛

　　咳や深吸気時にズキンとくる胸痛は，胸膜炎，筋骨格系の炎症・外傷，Fitz-Hugh-Curtis症候群(右側のみ)にみられる．労作時狭心症が，軽い運動で出現する数分間の胸痛・心窩部痛ということは，医学生でもよく知っている．ただし，特に女性の場合は，左肩や顎，はては両手(尺側)が痛むことがあるので注意したい．

　　肌に服がすれるときや物が触れる際に痛む場合は，帯状疱疹の可能性がある．時に痛みが数日先行したのちに帯状疱疹が出現することがあるが，この場合は診断が非常に難しい．消化性潰瘍の場合は，空腹時に痛むことが多い．逆に，胃がんや機能性胃腸症により胃の伸展が障害されている場合は，食直後，あるいは食事中から心窩部痛，嘔気が起こることがある．膵炎の痛みは座位前屈で軽快する特徴がある．また，限局性腹膜炎の患者は，体動で腹膜が振盪すると痛むため，すり足で移動することが多い．来院するまでの車の振動で，痛みが増強したかどうかを聞いてもよい．ダイエットして痩せた女性が，くり返し夜中に腹痛と嘔吐をきたす場合は，上腸間膜動脈症候群を疑わなければならない．この場合は，仰臥位が増悪体位であり，嘔吐することで痛みは寛解する．逆流性食道炎も臥位で逆流が起きやすいため，朝方に心窩部痛や前胸部痛，あるいは胸焼けが多くみられる．過敏性腸症候群では，しばしば肝弯曲部や脾弯曲部に鼓腸による腹痛(いわゆるガス痛)が生じる．このときは，体位変換でガスが移動し，痛みがやわらぐことがある．不思議だが，便が出ていても，結腸にガスがたまっていることは多い．

3 ▶「Q」(quality and quantity)

　　「Q」はquality and quantityで，痛みの質と程度を意味する．Chapter 3でも解説したが，痛みの質(quality)は重要である．どのような痛みかを判断することで，痛みの診断にグッと近づくことになる．電撃痛のような短く鋭い痛みは絞扼性末梢神経障害や神経障害性疼痛を，また部位のはっきりしない，強い不快感を伴う胸腹部の痛みは内臓痛を示唆する．同じ頭痛でも大後頭神経痛は電撃痛だが，緊張型頭痛は持続痛で，拍動痛は片頭痛によくみられる．

　　内臓痛において，痛みが蠕動に合わせて波状に押し寄せる場合は疝痛(colic pain)といって，特に腸管(腸管疝痛)に特徴的である．一般に小腸疝痛は大腸疝痛より痛みが強い．疝痛発作の周期は，閉塞部位診断につながることがある．閉塞部位が高位であるほ

ど，痛みは頻回かつ激しくなる．空腸では，4～5分ごと，回腸では8～10分ごと，大腸では15分ごとである．胆石，尿管結石は疝痛といっても痛みの波は小さい．腸疝痛による激しい痛みが3～4時間続く場合は，外科的治療が必要となることが多い．もちろん，CTによる精査が必要となる．

患者はさまざまな表現で痛みを説明する．表在痛の場合は「ヒリヒリ，ピリピリ」，少し深い部位（筋肉・関節，あるいは関連痛など）は「ズキズキ」「ズキンズキン」「ズンズン」など．内臓痛になると，「締めつけられる」「ズーンとした」「重いような」「キリキリ」などと表現する．末梢神経障害などでは「ジンジン」「しびれるような」「正座のあとのような」と表現することが多い．ただし，個人差や地域差があるので注意したい．筆者の住む九州では，腹痛のことを「腹がせく」とも言う．また，以前，出張病院にいるとき，のどが痛むことを「ヤラヤラする」と言われて面食らったことがあった．

ところで，急性心筋梗塞の痛みは患者にとってもなかなか表現が難しく，痛みの性質で診断することは無理といわれている．むしろ心筋梗塞を否定する痛みとして，胸膜性の痛み（呼吸による増悪），体位によって変動する痛み，鋭い痛み，胸壁の圧痛があげられる．

痛みの程度（quantity）は，「史上最悪の痛みを10，まったく痛みがない状態を0としたら，今の痛みはどれくらいの数ですか？」などと聞くとよい（numeric rating scale：NRS）．カルテには「NRS 7」または「7/10」と記載する．蛇足だが，かなりの患者は「5から6」と幅をもたせて答えることが多いので，そのまま記載しよう．8以上は相当強い痛みと考えてよい．また，治療によりNRSが改善したかどうかをカルテに書く必要がある．NRSはつい聞き忘れることが多いが，「痛みの内科診断学」に必須のツールであるといえる．痛みの程度は，痛みの頻度とともに記録しよう．NRS以外にも，痛みで日常生活動作（ADL）が障害される場合は，重篤な痛みであると考えられるので，たとえば仕事や学校を休んだか，家事はできるか，横になることはあるか，などを聞いて記載する．

4 ▶「R」（region and radiation）

「R」はregion and radiationで，痛みの部位や関連痛の範囲を示す．両側同時に痛むのか，片側のみなのかは痛みの由来を考える上で大切である．またピンポイントに痛むのか，広い範囲なのかを把握する必要がある．患者はピンポイントの痛みでも大きく表現することがあるため，できるだけ手か指で痛む範囲を示してもらうほうがよいが，背中は手が届かないので，医師自ら背中を向けて「痛むのはどのあたりか教えてください」と言えばよいだろう．患者は医者に触れることなどめったにないので，喜ぶかもしれない．「R」で注意しなくてはならないのは，神経痛と内臓・関連痛である．

①神経痛

Chapter 3でも説明したが，基本的に絞扼性の神経痛は片側性に起こる．デルマトーム（皮膚分節）にそった神経根性の神経痛なのか，末梢神経にそった神経痛なのかで痛む範囲は変わる．

②内臓痛・関連痛

内臓痛は，特に腹部内臓平滑筋の攣縮による原始的な痛みで，所在があいまいで，痛

みの境界もはっきりしない．通常は左右への偏りは少ないが，腎疝痛や結腸由来の痛みは左右に偏ることが多い．関連痛は，体性神経にそっているので，片側であることが多い．心筋梗塞は，前胸部や心窩部だけでなく，頸，左肩，両上肢尺側に関連痛として放散することがある．大動脈解離は，背部や前胸部に突然発症する激烈な痛みで，解離が腹部まで及べば時間とともに痛みが腹部に移動してくることがある．「胸から背中まで，杭を打ち込まれたような」と表現した患者もいた．

5 ▶「S」(associated symptom)

「S」はassociated symptomで，随伴症状である．特に内科疾患の場合には随伴症状を伴うことが多いが，強い痛みの場合はそれに気を取られて見落とすこともあるので注意する．痛みだけでは診断することが難しくても，随伴症状を考えることで診断確率は上がる．痛みの代表的随伴症状としては，発熱，嘔気・嘔吐，筋力低下，表在覚低下，麻痺，食欲不振，便秘，下痢，排尿障害，冷汗，皮疹，朝のこわばり，不眠など多くのものがある．また，随伴症状ではないが，痛みでADLが障害される場合は，重篤な痛みであると考えられる．たとえば仕事を休んだか，家事はできるか，横になることはあるか，などを聞く．体重減少は意外と盲点になるので，忘れずに聞いておきたい．以前，経験した症例だが，「腰や背中が痛い」と言って受診した70歳代の患者が，実は体重が半年で10kgちかく落ちていたことがあとからわかった．この方は結局，前立腺がんの骨転移とそれによる悪液質であったが，すぐに直腸診まで行い前立腺を触診するべきであったとひそかに反省している．

6 ▶「T」(time course)

「T」はtime courseで，痛みが経時的にどのように変化していったかを聞く．一度きりの痛みなのか，何度もくり返すのか．その痛みは軽くなっているのか，軽くなっていれば，どのくらい続いたか．たとえば，機能性の痛みであれば間欠期をおいて何度もくり返し，急性炎症がベースであれば日ごとに痛みは軽くなっていくことが多い．機能性疾患の代表である過敏性腸症候群は，不定期に，あるいは数日間隔で，腹痛（数分〜数十分）をきたし，下痢あるいは便秘することもしばしばである．一般的に，3か月以上にわたり同様の痛みが続き，しかも局所炎症がはっきりしなければ，慢性痛の可能性がグッと増える．圧痛や運動時痛，発熱があれば炎症が関連している侵害受容性疼痛の可能性が高くなる．

痛みの頻度を問診し，カルテに記載することが大切である．たとえば，毎日起こる痛みと，片頭痛のように月に2〜3回の痛みでは，日常生活に与える影響がかなり違う．時に家族性地中海熱のように，間欠的に痛みと発熱をくり返す自己炎症性疾患に遭遇することがある．まれだが，群発頭痛は1年のある時期に一定期間，群発地震のように続く．ただし，本当に痛む時間は1日1〜3時間くらいである．

蛇足だが，時々，薬を飲み出したらすぐに痛みが止まると思っている患者に出会うことがある．もし痛みの診断がついたときは，あとどのくらいで痛みがやわらいでいくか，薬の効果はどれくらいたってから現れるかなどという，だいたいの予測経過を告げるとよいだろう．以上，問診における心構えと，ちょっとしたテクニックについて解説した．

C. カルテに記述する

　　カルテは，主訴・現病歴・既往歴（あるいは併存疾患），生活歴，家族歴，服薬歴について書く．スタチンや低カリウム血症をきたす薬剤，トリプタン製剤，ワクチンなどいくつかの薬剤は痛みの原因となるので，服薬についてはお薬手帳を見せてもらうか，患者から詳しく内容を聴取する．現病歴は，必ず時系列にそって記載し，前述のOPQRSTがそれとなくわかるようにする．「Oはこれこれ，Pはこれこれ」，と箇条書きに記述されても，読む方は混乱するだけである．痛みの場合，家族歴はそこまで大切ではないが，片頭痛は高率に家族歴があるため，頭痛が主訴の場合は忘れてはならない．

　　患者が話したことすべてを記載するのではなく，取捨選択し，必要事項を記載する．この「必要事項」が実は難しいのであるが，ある程度ストーリー性を意識し，あまりにストーリーとかけ離れたことを詳しく述べることは避けた方がよいだろう．すぐれた脚本は，舞台が生き生きと想像できるように，すぐれた現病歴は，その患者の痛みが目の前に見えてくる．この点，長尾哲彦氏は「病歴とは本来，患者自身が自分の言葉で語った自分の物語を医学的に意味のあるストーリーに編集したものですが，あくまでも患者の息遣いが聞こえるようなものであってほしい」と述べている[4]．そこで，筆者のつたない現病歴の記載例を示すので，参考にしていただきたい（**図4-1**）．

　　本来，現病歴は客観的に書かねばならないが，どんな記述にも記述者の主観は必ず混じる．現病歴聴取の時点では，決して診断を決めつけてはいけないが，ある程度「痛み

- 主訴：腰痛，発熱

- 現病歴：X年2月上旬に37～38℃の発熱が1週間近くあったが，2月10日には自然に解熱した．2月12日から北海道旅行に行ったが，翌日より腰痛（右寄り）が急に出現し（NRS 6～7），
  「O」，「R」　　　　　「Q」
痛みのため旅行継続が困難となり2月14日に帰宅した．痛みは持続痛で安静時にもあるが，
　　　　　　　　　　　　　　　　　　　　　　　　　　　「Q」
歩くと増悪する．翌日，近医の整形外科に受診し，腰部脊柱管狭窄症と診断，プロスタグラ
「P」
ンジン製剤を処方された．その後も改善なく，整骨院に通っていたが，そこで発熱を指摘
　　　　　　　　　　　　「T」　　　　　　　　　　　　　　　　　　　「S」
され，近医の内科を受診．白血球数上昇とCRP高値を指摘され，すぐに当科を紹介された．
食欲なく，この1か月で体重3kg減．
　「S」

- 既往歴：幽門狭窄症（25歳時に手術）

- 生活歴：喫煙なし，飲酒毎日（今は飲んでいない）

図4-1　問診のカルテ記載例

症例は，上行結腸憩室炎から穿孔し，右腸腰筋膿瘍となった症例．2月上旬はおそらく結腸憩室炎による発熱．当初より何となくお腹の調子が悪かったという程度で，腹痛は自覚していなかった．問診におけるOPQRSTに下線を引いているので，参考にされたい．

の由来分類」がわかるような記述は必要であろう．そうすれば必然的にストーリー性が出てくるであろう．

2 問診による初期診断

　問診後には，初期診断（鑑別診断ともいう）を行う．もちろん何度も経験している簡単な疾患は，問診だけで診断を確定することができるが，通常，なかなかすぐにはわからないことが多い．問診後の初期診断は必ずしもカルテに記載する必要はなく，頭の中で整理するだけでよい．ただし，初心者は書き出してもよい．

A. 診断するとは何か

　診断は，鑑別診断と確定診断に分かれる．確定診断は，幾重にも重なる鑑別診断を最終的に1つに絞る作業である．あるいは，鑑別診断の最上位の診断と考えてよい．そして，それは診療過程で変化していくものである．ここでは，初診時の最上位の鑑別診断を初期診断としておく．

　診断は，医師の頭の中で症候学と系統的医学の考え方が出会う瞬間に起こる．ここでいう症候学とは状況証拠（症状・検査値など）や痛みの由来分類を帰納的に組み合わせて絞っていく上行性の流れで，系統的医学は逆に疾患を分解し，1つひとつの要素を演繹的に詳しく調べていく下行性の流れである．つまり，1つひとつの症状や状況証拠を組み合わせて疾患を絞っていく作業と同時に，ある疾患そのものを想起してそのイメージを状況証拠とすり合わせていくという，双方向性の作業である．もちろん，2つの流れがぶつかるところは，1か所ではないかもしれない．初期診断では，おそらく鑑別が数個から10個ほどあがってくることだろう．大切なことは，症候学のみを学んでも，逆に系統的医学のみを学んでも，正しい診断にたどり着くことはできないということである．**図4-2**に，痛み診断の概念図を示した．

　この症候学と系統医学の出会う瞬間の思考過程は，「臨床推論」にて「パターン認識」「仮説演繹法」などと呼ばれているが[5]，筆者は，要するに"ひらめき"というしかないと思っている．いくら事前確率や尤度比などの計算式を知っていても，また，診断の「思考様式」に精通していても，目の前の患者を診断することはできないだろう．患者を観察したときの気づきと，座学による論理的な知識の双方を蓄積していった医師にのみ，"ひらめき"は訪れる．初期診断は向こうから訪れるものであって，たどり着くものではない．ちなみに臨床推論では，直感による診断を「システム 1」，論理的な仮説とその検証による診断を「システム 2」といっている[5]．筆者は，両者は同時に起こると思っているので，わざわざ分ける必要性を感じていない．

　医師は，問診を行う際に，頭の中で症候学と系統的医学の突き合わせを何度となく行い，いくつもの鑑別を浮かべていくことであろう．もちろん，浮かんではすぐ消えていく鑑別も多い．Chapter 3の「痛みの由来」と本chapterでは，痛みという漠然とした症状の正体を明らかにして，痛みの症候学の栄養となる「気づき」をふんだんに書き綴ったつ

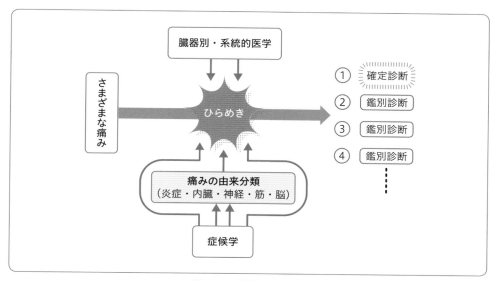

図4-2　診断の概念図

もりである．Chapter 3で述べた5つの「痛みの由来」，つまり，① 炎症（急性痛・慢性痛・反復痛），② 内臓，③ 神経，④ 筋，⑤ 脳は，痛みの輪郭を明らかにする大きなカテゴリー分類であり，そこから各疾患の診断に分かれていくと考えていただきたい．「OPQRST」は，それを絞り込み，痛みに輪郭をつくっていくツールである．鑑別が思いつかなくても，この時点で「痛みの由来分類」についてはだいたいの見当がついていなくてはならない．

B. 鑑別をあげる

　問診が終わった時点で，いくつかの鑑別があがってくる．問診の際に拾い上げてきたさまざまな要素は，ある症候を説明する症状であったり，相反する症状であったりする．"完璧な健康"というものがないのと同じく，"完璧な疾患"（すべてが相矛盾なく教科書どおりに現れる疾患）というものはありえない．人にはすべて個性があるように，疾患にもすべて個性があるからだ．ここで大切なのは，この時点では相矛盾するものも含めて，できるだけ多くの鑑別を拾い上げることである．

　鑑別を行う際に大切になるのは，まず「痛みの由来分類」を考え，それに対応する疾患をあげていくことである（chapter 3）．膝の痛みを訴えて来た患者を考えてみよう．「痛みの由来分類」は炎症，炎症の原因は，外傷・感染・虚血・出血・壊死・びらん・骨折などのどれに当たるか．そこから初期診断は化膿性関節炎，反応性関節炎，血管炎，変形性関節炎，蜂窩織炎……といった具合に鑑別をできるだけあげる．もちろんこの時点で優先順位をつける必要はなく，漠然としていて構わない．5〜8個くらい鑑別があがってくれば上等だ．もっと少なくてもよい．いちいちカルテには記載しないが，筆者もよくこの方法を使う．

　さて，問診後の初期診断が終われば，いよいよ次のchapter「身体診察と検査」で，それを確かめていく作業に入る．ある程度の初期診断ができていなければ，なかなか次に

進めない．いかに問診が大切かわかっていただけたであろうか．

文献

1) オリエント JM 原著：サパイラ 身体診察のアートとサイエンス 原書第4版. 須藤 博, ほか 監訳, 医学書院, 2013.
2) グリーンハル T, ほか 編：ナラティブ・ベイスト・メディスン ―臨床における物語りと対話―. 斎藤清二, ほか 監訳, 金剛出版, 2001.
3) Richard F, et al：DeGowin's Diagnostic Examination, 10th ed, McGraw-Hill Education, 2015.
4) 長尾哲彦：研修医・コメディカルのための問診力養成道場 ―患者のその一言は何を意味するのか―. 医学と看護社, 2015.
5) 野口善令, ほか：誰も教えてくれなかった診断学 ―患者の言葉から診断仮説をどう作るか―. 医学書院, 2008.

痛みの体験記 ～ 虚血性大腸炎 ～

「はじめに」でも触れたが，筆者はかなり痛みを経験している方だと思う．つい最近，友人と会食し，ほろ酔い気分で帰宅した日のことだ．何となくお腹の具合が悪いが，寝たらよくなるだろうと横になっていると，夜中に突然，強烈な腹痛が襲ってきた．まさに腹わたを捻られるような，波のある下腹部全体の内臓痛である．はじめは，おそらく食べ物があたったか，時々起こる過敏性腸症候群かとたかをくくっていたが，痛みはどんどんと強くなり，下痢をしたあとも治らない．それどころか，痛みとともに冷汗が吹き出て，痛みで気が遠くなり，ついには粘血便が出るようになった．これがCope先生をして「その激しい苦痛は，人間が被る最大級の痛みであろう」と言わしめた腸疝痛かと，一瞬頭に浮かんだが，この痛みを詳しく分析する余裕などまるでない．それでも救急車は呼びたくないので，「助けてくれぇ！」と心の中で叫ぶのみで，しばらくトイレの中で唸っていた．

痛みは2時間ほどで小康を得て，何とか横になることができた．おそらく虚血性大腸炎だろうとは思っていたが，もし大腸がんの穿孔だったらもうおしまいかな，などと考えていた．翌朝，近所の消化器科で内視鏡検査をしてもらうと，S状結腸から下行結腸にかけて虚血性大腸炎に特徴的な縦走潰瘍の爪痕がしっかりと残っており，すぐに入院となった次第である．

若年の虚血性大腸炎は予後がよいことが多いが，時に高齢者は発作をくり返して，狭窄や穿孔まできたすことがあるので注意が必要だ．治療は基本，腸管安静である．私はまる4日間絶食して200カロリーの点滴のみで過ごしたおかげで，この本の執筆にいそしむことができた．その間，まったく食べる気は起きなかった．5日目にようやくお腹が空いてきた頃，お粥と味噌汁，そして小さな豆腐を食べたが，口の中に広がる風味と柔らかな舌触りはまさに筆舌に尽くし難かったのを覚えている．仕事柄，時々，虚血性大腸炎の患者がウンウン唸っているのに遭遇するが，これほどの痛みとは知らなかった．このときも，やはり一医師として痛みは自分で経験してみるべきと痛感した．

痛みを診断する

～ 身体診察と検査 ～

問診が終わり，ある程度の初期診断（鑑別）がついたあとは，身体診察と検査を行い，さらに臨床診断へと近づくことになる．この段階こそ，最も内科診断学のart（職人芸）を体感できるよい機会となる．身体診察は，その手技の意味と感度を知ったうえで行うべきであることは言うまでもない．身体診察手技に関しては，良書およびその翻訳書がたくさんあるので，そちらもぜひ参考にされたい[1~6]．各種ガイドラインも一読されるとよいだろう．またこのchapterでも，chapter 3で述べた「痛みの由来分類」が基礎知識となる．

身体診察は，問診の次に，あるいは問診と同じくらい重要となる．問診でだいたいの見当をつけておいて，身体診察で確かめるというイメージである．あるいは，逆に問診でわからなかったことが，身体診察で判明するということもよくある．もちろん，時間や患者の負担を考えると，ここにあげた身体診察をすべて行う必要はない．要は，必要な身体診察を簡潔に行うことである．

痛みの身体診察に，神経診察は欠かせない．読者の皆さんで，神経診察が不得手な人もおられるかもしれないが，実は神経診察ほど面白いものはない．今もって，神経学領域ではMRIや血液検査よりも身体診察の比重は大きく，往事の内科診断学の雰囲気が残っているといえよう．極める必要はないが，好きになることで「痛みの診断学」の腕前はぐんぐんと伸びるであろう．本書では詳説しきれないが，これも良書が数多くあるので，1冊そろえておくとよい．

1 身体診察でおさえておくこと

A. 痛みの身体診察の原則

痛みの身体診察の原則として，
 ① 痛む部分をよく見る
 ② 痛みを再現する
の2点があげられる．以下に詳しく述べる．

1▶ 痛む部位をよく見る

「痛む部位をよく見る」とは，直接痛んでいる部位とその周辺を自分の眼で確かめるということである．これは，皮膚を直接見るということなので，たくさん服を着込んでいる人でも服を脱ぐか，まくりあげるなどして皮膚を見せてもらわなければならない．若い女

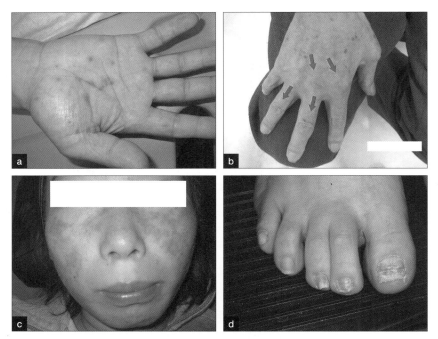

図5-1　痛む周囲や離れた部位に出る特徴的所見（口絵 1 を参照）
a：掌蹠膿疱症，b：Gottron sign，c：蝶形紅斑，d：尋常性乾癬における爪の変化．

性の場合は，看護師や家族に同席してもらうなどの配慮が必要になることがある．また，必ず痛む部位を患者自身の手や指でなぞってもらおう．問診で聞いていた部位とずれていたり，意外と狭い範囲しか痛んでいなかったり，ということもよくある．患者が「脇腹が痛い」と言ったときは，人によって側胸部だったり，または季肋部だったり，側腹部だったりする．同様に「肩が痛い」と言ったときも，肩関節だったり，頸部だったりする．

　痛む部位に炎症の4徴候がないか，傷がないか，出血がないか，浮腫がないか，帯状疱疹がないか，静脈やリンパ管の拡張がないか，などを観察する．ちなみに四肢のリンパ管炎の場合は，赤いテープ状あるいは数本の線状の皮疹が長軸方向に長く伸びている．表在リンパ節が痛んで腫れているときは，その末梢まで傷や皮疹がないか観察しよう．ネコひっかき病や，足の創傷，頭皮の湿疹，耳のピアス，帯状疱疹などでは，局所よりもその中枢側の所属リンパ節が腫れて痛むことがよくある．

　痛む周囲，あるいは離れた部位の特徴的所見も見逃さないようにしたい（**図5-1**）．たとえば強皮症，皮膚筋炎，乾癬性関節炎，掌蹠膿疱症性関節炎などは，手掌，爪，指尖に変化が出やすい．ヘリオトロープ疹やGottron sign，蝶形紅斑〔全身性エリテマトーデス（SLE），伝染性紅斑〕は有名である．自己免疫疾患では，しばしば関節痛や筋肉痛をきたすので，注意して観察するべきである．

　湿布をしているときは，それも取って観察するとよい．というのは，ちょうど痛みが出現したときに湿布を貼って，そのあとに湿布の下に帯状疱疹の水疱が出ていることがあるからだ．また，必ずデルマトーム（皮膚分節）に一致した部位も観察する癖をつけよ

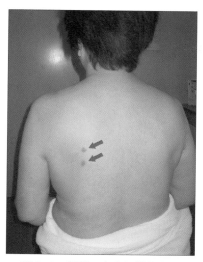

図5-2　背部の小さな帯状疱疹
（口絵2を参照）

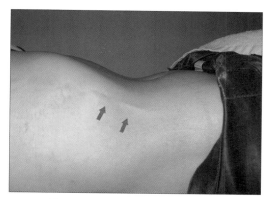

図5-3　Mondor病（口絵3を参照）
右季肋部から側腹部にかけて一条の皮下索状物を認
める（矢印➡）.

う．筆者は，側腹部痛を主訴に受診した患者の背中に，小さな帯状疱疹を見つけたこと
が何度かある（図5-2）.

2 ▶ 痛みを再現する

　患者には少し酷かもしれないが，身体診察で痛みを再現できるかどうかは大切である．
というのも，ある特定の体位でのみ痛むとか，受診したときは痛みがない，ということ
はごく普通にあるからである．もちろん，目の前で痛み苦しんでいる患者をさらに痛み
で苦しめる必要はないので，鎮痛薬を投与後に診察してもよい．診察室で痛みを再現す
るということは，痛みを医師の眼の前で確認し，痛みの由来を推察することにつながる．
このchapterで述べるさまざまな身体診察手技の基本も，つまりは痛みを再現すること
にある．

　たとえば，starting pain（動き出すときの痛み）があるかどうかは大切である．痛みが
起こる運動や状態を再現し，もしstarting painがあれば筋骨格系由来の痛みの可能性が
強くなる．同様に，圧痛・叩打痛の有無も大切である．圧してみて，あるいは打診や打
腱器で叩いてみて，ピンポイントで強く鋭い痛みが誘発されれば，そこに筋骨格系の炎
症がある．このたぐいの痛みは，特に胸郭の領域に多い．胸腔内（心臓など）や腹腔の深
部の痛み（腹部内臓由来の痛み）は，典型的には安静時の疝痛や持続痛であり，starting
painはまずない．そのほか，関節可動域や筋肉の把握痛，乳房の把握痛，皮下の結節（粉
瘤・リンパ節など）や索状物（Mondor病，図5-3）などがないか，調べてみよう．
Mondor病は，胸腹部にできる一条の皮下索状物であり，痛みが強いが，2～3週間で自
然治癒するので，非ステロイド性抗炎症薬（NSAIDs）やアセトアミノフェンで鎮痛をは
かるのみでよい．

B. バイタルサイン

血圧，脈拍，体温，呼吸数であるが，意識レベルや動脈血酸素飽和度(SpO_2)を含む場合もある．特に救急搬送による受診者では，まさに生命に直結する重要なサインであるが，歩いて受診する患者の中にも，たまにショック状態や呼吸不全の人が混じることがある．一般的に痛みがある患者は，血圧が普段より高くなっている場合が多い．ただし，胸痛を呈する循環器系の救急疾患(急性心筋梗塞など)の場合は血圧が低く，場合によってはショック状態になっていることもある．当然，そういった患者に遭遇したときは，急変時に対応できるように，生食で血管を確保して，できれば酸素投与とモニターを用意したうえで高次医療機関への搬送を考える．受診したときは元気そうにみえても，次第に意識レベルが落ちたり，息をしなくなったりすることがある．バイタルサインは，患者にred flagが立っていないかを簡単に知る方法である．

ちなみに高血圧と頭痛の関連であるが，急な血圧の上昇(収縮期圧180 mmHg，または拡張期圧120 mmHg以上)は，頭痛を引き起こすことがあるとされている(『国際頭痛分類(第3版)』)[7]．慢性的な軽症から中等症の高血圧では頭痛は起こらないと考えてよく，むしろ，痛みや不安のため血圧が上がっていると考えた方が妥当であろう．

2 一般診察と一般検査

次は，部位別に一般診察とそれに付随する一般検査について記す．

A. 頭 部

視診にて顔面の皮膚，それから頭皮を観察して皮疹，帯状疱疹がないかを確かめる．シャンプー負けなどの頭皮湿疹では，耳後部や項部のリンパ節が腫れて痛むことがある．リウマチ性多発筋痛症(PMR)に合併する巨細胞性動脈炎(側頭動脈炎)は，視診でわかることがあるので，同部の痛みのときには気をつけて見てみよう(**図5-4**)．帯状疱疹による痛みは，顔面の片側に起こるが，時に痛みだけが水疱に先行することがある．あるいは初期には「虫刺され」のように見えることもある(**図5-5**)．これらの場合，診断はかなり難しくなる．項部硬直，Kernig signは髄膜炎診断に有効であるが，無菌性髄膜炎にはあまり感度は高くない．Jolt accentuationは，内原らが開発した髄膜炎診断に感度の高い手技である[8]．これは，1秒間に2〜3回の周期で首を横に振ってもらうか，他動的に振って頭痛が増悪するかどうかをみる，という簡単な診察法である．ただし，①最近2週間以内に起こった頭痛，②37℃以上の発熱，③意識障害や神経学的異常を伴わない，という3つの条件下で行われるべきで，条件が合わないと感度・特異度ともに低下する．感冒や片頭痛でもjolt accentuationは陽性となるからだ．頭蓋内圧上昇による視神経乳頭浮腫は，乳頭の境界が不明瞭になるが，出現するまで圧が上昇して1〜2日かかるため，緊急時には役に立たない．無菌性髄膜炎では，CRPが陰性であることもよくあるので，必要と思ったときは髄液検査を行おう．

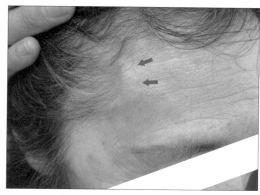

図5-4　巨細胞性動脈炎(側頭動脈炎)(口絵4を参照)
リウマチ性多発筋痛症に巨細胞性動脈炎(矢印➡)
を合併.

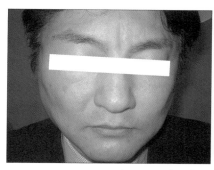 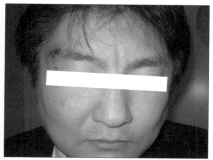

図5-5　顔面帯状疱疹(口絵5を参照)
初診時,「右眼の上を虫に刺された」という主訴で来院.数日後に右図のように水疱が
顕著となり,帯状疱疹と診断した.

　後頭部から側頭部にかけての痛みでは,緊張型頭痛と大後頭神経痛があり,しばしば
両者は合併する.緊張型頭痛では両側の僧帽筋や頭蓋周囲の圧痛がみられるが,大後頭
神経痛は片側で,大後頭隆起から2〜3cm外側(神経が皮下に出てくる部位)に,ピンポ
イントでかなり強い圧痛点がある.片頭痛では,通常,圧痛はない.また,大後頭神経
痛は同側の三叉神経第1枝(眼周囲)の痛みを伴うことがある(大後頭神経三叉神経症候
群).三叉神経痛は食事や歯磨き,ひげそりなどをきっかけとして突然起こる片側三叉
神経領域の電撃痛であるが,上小脳動脈による圧迫が原因となることがある.この場合
は,MRIが必須である.

　上顎洞炎や前頭洞炎の場合,下を向いてもらうことで痛みが増強することがある.ま
た眼球圧痛あるいは頬部・前額部の叩打痛・圧痛がある.それらが陽性の場合は,後鼻
漏がないかどうか,咽頭を観察しよう.この場合,単純エックス線(白岩法または
Waters法)で上顎洞や前頭洞の透過性低下を認めるであろう(**図5-6**).

　緑内障による前頭部痛・眼窩痛(片側)・嘔気で,時に内科を受診する患者がいる.眼
圧上昇は後の視力に影響する緊急事態と考えなければならない.視力・視野障害や結膜
充血があれば明らかであるが,痛みのみを訴えて受診する患者もいる.また急性緑内障

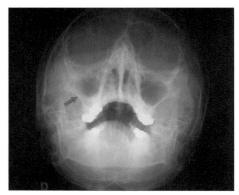

図5-6　Waters法
矢印(➡)に示すように，右の上顎洞に透過性
低下を認める．

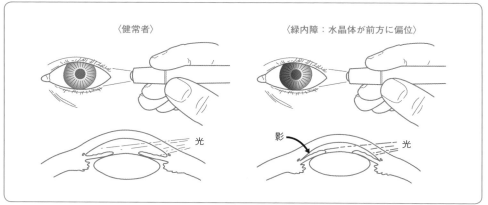

図5-7　ペンライト・テスト
閉塞隅角緑内障を簡便にみる方法である．健常者(左図)では，耳側から虹彩に光を当てると虹彩は
ほぼ平面であるので，虹彩全体が光って見える．しかし，水晶体が前方に偏位し，虹彩が盛り上がっ
ている場合(右図)には，虹彩の鼻側半分が暗く影を帯びる(ペンライト・テスト陽性)．緑内障発作
の症状を伴う場合は，閉塞隅角緑内障の可能性が高い．また，高齢者で散瞳薬を点眼する場合は，
潜在的な閉塞偶角の有無をみるため，ペンライト・テストを行うべきである．
　　　　　(Patel KH, et al：Incidence of acute angle-closure glaucoma after pharmacologic mydriasis. Am J
　　　　　　Ophthalmol, 120(6)：709-717, 1995を参考に作成)

発作の際は，対光反射が消失する．眼を閉じてもらい，ゆっくり左右を比較しながら，
1本または2本の指で眼瞼をゆっくり押して眼圧上昇を判断する．慣れないとなかなか
難しいので，よくわからないときは，健常者(スタッフなど)と比較する．硬ければ眼圧
上昇していると考えてよい．ちなみに逆に柔らかすぎるときは，脱水を示唆する[3]．高
齢者に多い水晶体と虹彩が前方に突出するタイプの緑内障(閉塞隅角緑内障)では，ペン
ライト・テストが陽性となる(図5-7)[9]．緑内障発作とわかったときは，すぐに眼科医
に送ろう．内科医は，緑内障に対して認識が甘いところがある．緑内障は腎不全や心不
全と同様に緩徐進行性で，完治することはない．患者の後の人生の視力を失わないため
に，眼科医の診察が必要である．

B. 頸　部

　頸部の痛みは，咽喉頭・頸部リンパ節・甲状腺・筋骨格・皮膚などに分けられる．また，整形外科的には，頸椎疾患とそれに伴う上肢の根症状がある．

1 ▶ 咽喉頭

　咽頭は，中咽頭の後壁（以下，咽頭）と口蓋扁桃を舌圧子とペンライトを用いて観察する．患者が力を入れている場合は観察しづらいので，肩や顎の力を抜かせる．さらに「アー」とか「オー」と声を出してもらうと，咽頭が観察しやすくなる．正常の咽頭は，平坦かつピンク色で血管が透見できる．インフルエンザや感冒の際は，径2〜4mmの赤みの強い，イクラのようなリンパ濾胞が複数出現する（図5-8）．さらに咽頭の炎症が強くなると，全体的に浮腫状になり，血管は見えなくなり，色調がやや白みや紫みを帯びてくる．これは，急性咽頭扁桃炎の場合に一般的な所見である．

　一方，口蓋扁桃は通常はつるんとした球形であるが，腫脹すると赤みを帯び，場合によっては白苔が付着する．舌圧子で押してみて圧痛があるかどうかをみる．扁桃炎をくり返している場合は，表面にごつごつした線維化がみられ，舌圧子で触ると硬い．扁桃の所見がある場合は，必ず所属リンパ節である下顎角（扁桃）リンパ節を触診する癖をつけよう．扁桃炎の場合は，ここに圧痛がある．溶連菌性扁桃炎を疑う際は，Centorの基準があるので参考にされたい（表5-1）．なお，咽頭痛は，唾や食事を飲み込むときに痛むことが多いが，強い痛みの場合は，唾さえ飲み込むことができずティッシュやハンカチで唾を拭き取っていることがある．これは急性喉頭蓋炎や咽後膿瘍などの危険な感染症のサインであり，躊躇せず，すぐに耳鼻科のある病院に搬送しよう．もちろん，吸気性喘鳴（stridor）を聴取したときは，緊急を要する．急性喉頭蓋炎では頸部軟線撮影で喉頭を側面から撮影すると，後頭蓋にthumb signと呼ばれる腫れた後頭蓋を見つけることがある．成人は小児に比べ気道閉塞の危険性は少ないといわれているが，油断は禁物である．

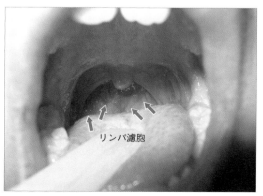

図5-8　インフルエンザ患者の中咽頭
（口絵6を参照）
咽頭後壁にイクラ様のリンパ濾胞を認める（矢印➡）．

リンパ濾胞

表5-1　Centorの基準（溶連菌性扁桃炎の診断）

1. 扁桃の白苔，滲出液
2. 前頸部の有痛性リンパ節腫脹
3. 発熱（38.0℃以上）
4. 咳がない

0〜1点：溶連菌感染の可能性は低い
2〜3点：溶連菌迅速抗原検査陽性の場合は，
　　　　溶連菌性扁桃炎として抗菌薬を投与
　　　4点：溶連菌性扁桃炎として抗菌薬を投与

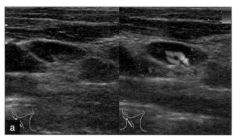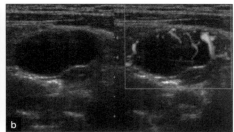

図5-9　頸部リンパ節腫脹(口絵7を参照)
a：菊池病．リンパ門に一致した血流の増加を認める．
b：リンパ門がはっきりせず，リンパ節周囲からの血流を認める．

2▶頸部リンパ節

　頸部リンパ節に関しては，アバウトに前頸リンパ節と後頸リンパ節に分けて考える．一般内科レベルではこれで十分である．胸鎖乳突筋の中心線から前を前頸，後を後頸とする．前頸リンパ節は主に顎下リンパ節であり，口腔内や咽喉頭の炎症を反映する．その中でも前述したように，下顎角リンパ節（扁桃リンパ節）は重要である．後頸リンパ節は，口腔内や咽喉頭の所属リンパ節ではないため，鑑別がグッと広がる．この領域のリンパ節痛では，若年者の伝染性単核球症と菊池病（壊死性リンパ節炎）が最も多い．伝染性単核球症は必ず両側であり，扁桃の白苔を伴うが，菊池病は半数が片側であり，口腔内病変はない．中高年の場合は，悪性リンパ腫が鑑別として重要であるが，痛みを伴うことは比較的少ない．時に頭部湿疹やアトピー性皮膚炎による反応性リンパ節腫大がみられるが，この場合は，皮膚直下の薄く扁平で柔らかなリンパ節で，圧痛もごく軽度である．耳後部リンパ節腫脹の場合は，頭皮の皮疹とともに，風疹が鑑別にあがる．また，耳介のピアスもその原因となることを覚えておこう．超音波（エコー）によるリンパ節の観察では，反応性（良性）リンパ節腫脹は，リンパ門がはっきりしており，そこに一致して血流（フロー）が認められる（図5-9）．できれば，頸部リンパ節腫脹を認めた場合は，エコー後に穿刺吸引細胞診を行い，悪性細胞の有無を確かめたい．

3▶甲状腺

　甲状腺の痛みは，医師も患者もよく感冒による咽頭痛と間違える．問題となるのは，亜急性甲状腺炎である．感冒と思っても，特に女性の場合は甲状腺の圧痛を確かめる必要がある．亜急性甲状腺炎の痛み（圧痛と自発痛）は片側性で，時間とともに甲状腺内を移動し，治癒過程で硬く触れるようになってくるという特徴がある．エコーで見ると痛みに一致して，地図上の低エコー域が認められる．このときは，当然であるが甲状腺機能亢進がないか確かめる．頻脈や動悸など交感神経症状が強い場合は，β遮断薬の投与が必要であろう．亜急性甲状腺炎の場合はバセドウ病と異なり，甲状腺機能亢進は一過性である．

4▶後頸部

　後頸部（項部）の痛みもよくある主訴である．いわゆる肩こりを含むが，もし一側の上肢のデルマトームに一致したしびれや痛みを合併するときは，頸椎ヘルニアや頸部脊柱

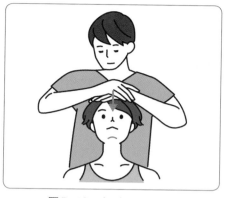

図5-10　Jackson test
頸部を後屈させ, 上方から圧迫する(矢印➡).
右, または左上肢に痛みが走れば陽性とする.

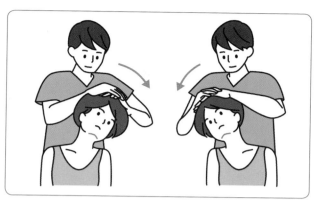

図5-11　Spurling test
頸部を後屈し, 左右に側屈させる(矢印➡). 曲げた側の上肢
に痛みが走れば陽性.

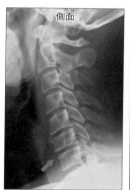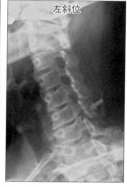

図5-12　変形性頸椎症(神経根症)
側面では, C5〜6およびC6〜7の椎間板の狭小化
が認められる. また, 左斜位では骨棘による
C6〜7椎間孔の狭小化が認められる. 臨床的に
は, 左C7領域のしびれ感と, Jackson testと
Spurling testが陽性であった.

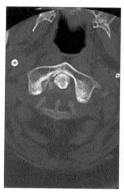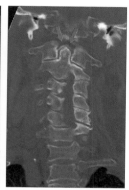

図5-13　crowned dens syndrome (CDS)
水平断(左図)の歯突起周囲, および冠状断(右
図)の歯突起上方に淡い陰影を認める(矢印➡).

　管狭窄症による神経根症(radiculopathy)かもしれない. Jackson testとSpurling testを
行ってみよう(図5-10, 11). また頸椎の4方向エックス線撮影が参考となる(図5-12).
斜位にて椎間孔の狭小化がないか確認しよう. 運動や作業時に突然起こった痛みで, 嘔気
やめまいを伴う場合は, 椎骨動脈解離を疑う. このとき脳神経の所見があるかもしれない.
痛みは左右に少しずれている場合が多い. ただし軽症の場合はなかなか診断が難しく,
疑った場合はMRI／MRA (MR angiography)が必要となる. Crowned dens syndrome
(CDS)は高齢者にみられる歯突起周囲の偽痛風で, 強烈に痛むため頸を動かすことがま
ず不可能で, 救急搬送されてくる場合もある. いわゆるむち打ち症との鑑別が必要とな
るが, 発熱や炎症所見が陽性となり, 頸椎エックス線やCTにて歯突起周囲に石灰化が
認められるため, これらの特徴を知っていれば診断は容易である(図5-13). ほかの部
位の偽痛風同様, NSAIDsの投与により短期間で治癒する.

　また，頸椎は胸腰椎より転移性骨腫瘍の頻度は少ないが，重篤化すれば四肢麻痺になる可能性があるので，頸椎の叩打痛がある場合や神経根症状がある場合は，必ず頸椎エックス線を撮影するべきである．それでも転移性骨腫瘍の存在の有無の判断が難しい場合は，MRIや原発巣の探索が必要である．もちろん急ぐべきである．

C. 胸　部

1 ▶ 筋骨格系

　胸痛で最も多いのは筋骨格系の痛みである．しかし，患者は肺や心臓疾患を心配して受診している人がほとんどである．腹部と違い胸部は厚い胸壁におおわれているので，内臓を直接圧迫することができない．基本的には，胸部の圧痛は，筋骨格系の痛みを意味する．前胸部の中心を押さえている人でも，左右の胸肋関節を1つひとつ圧迫すると，たとえば「左第4胸肋関節(つまり胸骨左縁)に圧痛あり」ということがわかるかもしれない．この場合，同側の肩関節を挙上させたり，検者の両手を使って胸郭を前後・左右に圧迫したり，胸をグッと張らせるようにして，胸肋関節に負荷をかけると痛みが増強する．10〜30歳代であればTietze病(無菌性胸肋関節炎)の可能性が高い(図5-14)．注意すべきは，胸郭の部位を解剖学的に記載すること．たとえば，「○○肋骨，左前腋窩線上」あるいは「右鎖骨中線上」などである．

　そのほか，老若男女を問わず肋軟骨，特に季肋部の肋軟骨は大きく長いので，ちょっとした外力で損傷して痛むことがある．この場合も丹念に圧痛を探っていくことでピンポイントの圧痛点を発見できる．時には，肋骨ではなく肋間の筋肉に圧痛を発見することもある．おそらく，微小な肉離れなどで肋間筋が損傷するのであろう．これらはNSAIDsの短期投与で治っていくことがほとんどである．胸部の筋骨格系の痛みを疑った場合は，できるだけ肋骨エックス線撮影を心がけたい．痩せた高齢女性では，咳やちょっとした打撲で肋骨を折ってしまうことがあるためだ．この場合も同様の圧痛があり，触診だけでは区別できない．時に骨折部位に軋轢音を聞くことがある．

　ところで，一般的に心臓や肺の疾患由来の痛みではないとわかると，「肋間神経痛」と

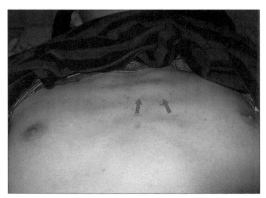

図5-14　Tietze病(口絵8を参照)
左第2胸肋関節の腫脹(矢印➡)と圧痛を認める．

診断する医師が多い．「痛みの内科診断学」の読者は，できるだけ「肋間神経痛」という診断をつけないようにしたい．神経痛は，電撃痛やしびれとして感じる痛みであり，肋間神経を圧迫または絞扼する「何か」を証明しなくてはいけないからだ．たとえば，椎間板ヘルニアであり，がんの骨転移である．非心臓性疼痛の大部分は，神経痛ではなく，肋軟骨や肋間筋損傷，または胸肋関節炎であるからだ．ぜひ，chapter 3の「痛みの由来分類③：神経」(p.28)を思い出していただきたい．

2 ▶ 肺疾患

痛む肺疾患の代表は自然気胸である．「パチッと音がした」と言う患者もいるほど，突然起こる片側の痛みである．患者を座位にして左右の打診と聴診を行う．痩せた若年男性に多いのは読者もご存知であろう．教科書的には患側の打診で鼓音を聴取と書いてあるが，実際には軽度の気胸では左右差が感じられないことが多い．もっともこれは，往年の内科医に比べてわれわれの打診技術が退化しているせいであろう．また，患側では気胸腔にさえぎられて肺胞音が減弱しているので，注意して聞いてみよう．胸部エックス線を撮る前に診断できるかもしれない．ちなみに胸部エックス線は，呼気と吸気の2枚を撮影したい．これは呼気撮影では気胸腔がやや強調されるためだ．高度の気胸や緊張性気胸では気管の健側変異が起こることがある．もちろん，緊張性気胸と考えられる場合は緊急を要する．

3 ▶ 狭心症，急性心筋梗塞

狭心症と急性心筋梗塞では，残念ながら信頼できる身体診察法はない．ただし，前胸部痛に加えて，「収縮期血圧＜100mmHg」がある場合，尤度比と特異度が高くなる[4]．また，糖尿病や高脂血症といった心血管のリスクをもっているかどうかは大切である．しかし，それよりも心電図や心エコー，バイオマーカーを見る方が確実だし迅速に診断できる．不安定狭心症と急性心筋梗塞（つまり急性冠症候群）では，一刻も早いインターベンションが必要であるため，疑ったら迅速に検査する．あるいはすぐに高次医療機関に搬送しなければならない．搬送中に心停止や心室細動に移行する可能性もあるため，ルートを取り，アスピリン（162mg）1錠を口に入れ，かみ砕いて服用させること．うまくいけば，これで詰まった冠動脈が開通することもありうる．

4 ▶ 大動脈解離

Killer chest painの東の横綱が急性心筋梗塞としたら，西の横綱は大動脈解離である．前胸部や背中（あるいはその両方）に突然生じる激烈な持続性の痛みである．片側上肢の脈拍欠如あるいは，両上肢の血圧左右差（＞20mmHg）があれば，確率はグッと高くなる．また，右鎖骨上で拡張早期雑音，つまり大動脈弁逆流を聴取した場合はStanford A型であり，手術適応の可能性が俄然高くなる．このときコリガン脈（Corrigan's pulse）といわれる収縮期血圧の上昇と，拡張期血圧の低下が起きることがある．大動脈解離を疑ったときは，両上肢で血圧を測定し，大動脈弁逆流の有無を確かめるように心がけよう．また解離が腹部まで及べば，時間とともに痛みが胸から腹部へと移動するので診断に役立つ．確定診断は造影CTである．血圧が高ければ解離腔が広がる可能性があるので，診断がつけば点滴での緊急降圧が必要となる．決して多くはないが，脳梗塞や意識

障害で発症する大動脈解離もあるので,「何か変だ」と思ったときは,必ず大動脈解離も想起すべきである.血液検査のDダイマー高値も参考になる.何を隠そう,筆者には,高齢患者が食後に一過性の意識障害をきたして受診し,「神経調節性失神」と診断して帰宅させたことがあったが,翌日に同様の症状が出現し,Stanford A型の大動脈解離であった痛い思い出がある.

D. 腹　部

　腹痛をきたす疾患は無数にある.しかし,身体診察によりかなり鑑別が絞れることがあるので,たいして考えもせずに最初からCTやエコーに頼ることは控えたい.日本の医学生は4年次に全国共通試験であるOSCE (objective structured clinical examination;客観的臨床能力試験)を受験するが,それによると腹部診察の順序は視診 → 聴診 → 打診 → 触診ということになっている.OSCEは踊りやスポーツでいえば「型」の稽古にすぎないので,「痛みの内科診断学」を学ぶ読者は,もうひとつ玄人的な技を身につけていきたい.それには,"外科腹(つまり手術が必要な腹痛)"かどうかをいつも考えながら診察すること.外科腹は,①穿孔,②壊死,③出血,④閉塞,⑤敗血症の可能性(胆道疾患など),といった場合である.CTのなかった時代の外科医は,自分の腕ひとつでその難しい判断を行っていたことを忘れてはいけない.診察するに及んで「熟考する」ことは強調してもしすぎることではない.

　腹痛診察は,chapter 3で述べた「痛みの由来分類② : 内臓」(p.23)を思い出していただきたい.その痛みが内臓痛か関連痛か体性痛か,はたまたそれ以外(皮膚・筋肉・大血管など)かを考えることが大切である.特に急性の腹痛あるいは急性腹症は,内臓痛 → 関連痛 → 体性痛の順に進行することが多い.「痛みの由来」をよく考えることが診断への早道となることをくり返しておこう.骨盤内疾患,たとえば子宮内膜症や卵巣茎捻転,前立腺炎などは,漠然と下腹や会陰,腰部に痛み(関連痛)をきたすので,なかなかわかりにくい.この場合は直腸診,エコーやCTなどが有用である.

　それでは,OSCEの順番に沿って腹部診察手技を解説していこう.ただし,これでOSCEに受かるかどうかは別である.

1▶視　診

　どの部位の痛みでも同じだが,まず皮疹,帯状疱疹や皮下出血がないか確かめる.特に帯状疱疹は,背中にそれがあっても,側腹部に痛みをきたすことがある.近年は抗血小板薬や抗凝固薬が普及し,腹壁・腹腔内出血をきたす患者が増えているので,皮下出血は見逃すことがあってはならない.限局性の腹膜炎があれば,炎症部の腹壁の筋肉が麻痺し,呼吸性運動に左右差が出てくるので,足元から腹壁の上下動を観察しよう.

2▶聴　診

　Mangioneの著書『身体診察シークレット』には,Pearlとして「腸閉塞の診断においては,腸音の亢進は感度・特異度が乏しく,診断上有用ではない.」とはっきり書いてある[1].最も問題となる絞扼性腸閉塞では,血流障害の時間経過により経時的に聴音が変化するからだ.5分間まったく腸蠕動音が聴取されず,その後1分間に多くの聴音を聴取できるこ

ともあるそうだ．いわゆる「外科腹」は，血流障害により腸管が壊死する病態であるが（絞扼性腸閉塞），麻痺性イレウスでも，鼓腸によるガス痛でも腸蠕動音は変化するので参考程度にしよう．絞扼性腸閉塞の診断では，乳酸値や代謝性アシドーシスといったバイオマーカーや造影CTに勝るものはないし，外科はそれなしには決して手術はしないであろう．ちなみに金属音を聞いたときには，注意するべきである．腸管内に腸液が充満しているということは間違いない．金属音とは，腸蠕動音が，ちょうどプールの中で音が響くようにキンキンと聞こえることである．腸管閉塞によって小腸内に腸液が充満していると考えてよいだろう．それが絞扼によるものか，腸管麻痺によるものかは，その他の検査で決めていく必要がある．

3 ▶ 打 診

打診の意義の1つは，鼓腸（meteorism, flatulence）の存在を確かめることである．胃や結腸の肝・脾弯曲部はガスがたまりやすい．毎日排便がある人でも鼓腸が存在することがある．特に脾弯曲部においては「脾弯曲部症候群」といわれるように，しばしば左季肋部から左側腹の腹痛をきたす．これは，過敏性腸症候群を合併している場合に顕著であり，不快な慢性の痛みとなることもある（図5-15）．左側結腸や右側結腸にガスがたまっているときは鼓音となるので参考にしていただきたい．もちろん，腹部単純エックス線でそれを確かめることも大切である．ただし，臥位で撮影すること．立位だと，特に痩せ型の人は骨盤内に腸管が落ちこむことが多く，ガスの存在がわからなくなる．ちなみに，鼓腸による腹痛は体位変化によりガスが拡散するので痛みが軽減することがある．

ほかには，左右の肋骨脊椎角（costovertebral angle：CVA）の叩打痛は水腎症や腎盂腎炎の診断に有効である．必ず左右を比較して叩き，左右差があるかどうかを確かめることが重要である．若い女性の発熱で，腰の痛みを訴えない患者を時々みかける．この

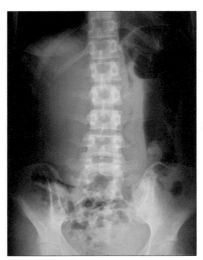

図5-15　脾弯曲部症候群
脾弯曲部から下行結腸にかけて著明
なガス像を認める．

ときは診断が難しいのだが，CVA叩打痛と膿尿があれば，診断にグッと近づくであろう．

4 ▶ 触 診

　腹部身体診察の王道といってもよい．ぜひとも「何か所見をみつけるぞ」という意気込みで行っていただきたい．最も触診が力を発揮するのは腹膜刺激症状，つまり腹腔内の炎症とそれが発展した腹膜炎をみつけることである．さて，触診では腹壁の緊張をとることが最も大切である．視診・聴診・打診は，患者が膝を伸ばした状態で行ってもかまわないが，触診に関しては必ず患者に両膝を立ててもらい，お腹の力を抜いてもらう．そして，決して急がず，ゆっくりと手を押し込むことが大切だ．急いで押すと反射で必ず腹筋が緊張する．患者に話しかけながら緊張をとるのもよいだろう．腹部を上下左右の4領域，あるいは9領域に分けて，浅い触診と深い触診を行う．浅い触診は主として圧痛と筋硬直（筋性防御）を，深い触診は腫瘤の有無と臓器腫大を探るためである[10]．OSCEでは必ず深い触診まで行うが，腹膜炎がある場合は無理して行う必要はないであろう．

5 ▶ 圧 痛

　検者は手掌を腹に当て，指の腹で2〜4cm押し込む（浅い触診）．炎症をきたした虫垂や胆嚢などの腹部臓器の漿膜面が壁側腹膜に接すると，そのとたんに腹膜の強い痛み（体性痛）が誘発される．つまり触診は，壁側腹膜と炎症臓器を接触させることで，腹膜痛（圧痛）を誘発する手技である．痛みは，患者の発する声よりも顔の表情や圧痛部の緊張で判断するとよい．壁側腹膜に近い臓器に有効であり，骨盤内や後腹膜の深部臓器の場合は触れることができない．たとえば，虫垂炎の場合，初期は内臓痛として上腹部を痛がるが，実はこのとき，回盲部（McBurney点）を押すと圧痛を認めることが多い．炎症部位と腹膜が接触するためである．胆嚢炎のMurphy signも同じ意義である．逆に，急性前立腺炎の場合は，押しても腹膜は前立腺まで達しないので，圧痛がはっきりしないことがある．また，限局性の圧痛は固定されている臓器に出現し，腹部全体に圧痛がある場合は，小腸の広範囲の炎症，つまり小腸虚血や小腸炎を意味している場合が多い．

6 ▶ 筋硬直と反跳痛

　臓器の炎症が腹膜に波及した場合は，もちろん腹膜に恒常的な炎症，つまり限局性腹膜炎が起こってくる．この際は，先の圧痛に加えて，筋硬直（rigidity），および反跳痛（rebound tenderness）が出現してくる（もちろん，すべてではないが）．厳密に言うと，圧痛だけでは，限局性腹膜炎があるかどうかはわからない．圧痛が認められた場合は，引き続き筋硬直の有無を確かめることになる．しかし，これはなかなかに難しい．十二指腸潰瘍穿孔のように，上腹部板状硬（カチカチになる）をきたす場合は，医学生でもわかるが，軽度の筋硬直は判断に迷うかもしれない．特に下腹部は筋肉が薄く，脂肪が厚いため判断しづらくなっている．筆者は，病側と健側にゆっくり指を押し込み，左右差があるかどうかで判断している．もちろん指先に意識を集中する必要がある．しかしこればかりは，現場で経験してみないとわかってもらえないかもしれない．鼓腸が強い場合は，腹壁の緊満感が強く，慣れないと筋硬直と間違えるかもしれないが，このときは腹全体が膨隆し，打診にて鼓音を呈する．

　これに比べ，反跳痛はわかりやすい．OSCEでは必須の手技になっているが，実際に

腹膜炎があった場合は，突然の非常に強い痛みを誘発することになり，思いがけずその後に医師への不信感が渦巻くことにもなりかねない．実際に，特異度が低く有用ではないという意見もある[10]．筆者は，反跳痛の代わりに打診やタッピングを行うようにしている．この場合，痛みは軽くてすむ．このとき，痛みから離れた別の部位を打診（タップ）して腹膜を振動させることで，腹膜炎を起こしている部位を確かめることもできる．それと，同じ意義をもつのが，踵落とし試験（heel drop test）である．これは，患者をつま先立ちさせて，一気に踵を床に落としてもらうことで，腹膜を振動させ，炎症の起こっている部位を確かめる試験である．立てない患者には，咳嗽試験（文字通り，咳をして痛みがあるかどうかをみる）を行う．

もう1つ，限局性腹膜炎や関連痛をきたしている腹部は，Headの過敏帯（p.26）が出現する．圧痛のある部位とその対側の触覚を比べてみると，病側は触覚が過敏になっていることが多い．虫垂炎や尿管結石，胆石疝痛など意外と応用がきく．

7 ▶ 直腸診，その他

骨盤内や後腹膜の炎症に関しては，深部にあるため通常の腹膜刺激症状として反映されない．患者は下腹や腰を痛がっているのに圧痛がないのである．したがって，発見が遅れることもある．これらの部位の腹膜刺激や筋硬直をみる方法としては，いくつかある．直腸診は最近有用性が限られるので，行われないことが多くなっていると聞く[10]．しかし，骨盤内膿瘍，前立腺炎，骨盤内の虫垂炎，女性の骨盤内炎症性疾患など，多くの点で有用である．また，直腸がんや消化管出血を疑う際は必須の手技と思う．ルーチンに行う必要はないが，症例を選ぶことでかなり有用な検査となるであろう．手技としては，ゼリーを付けた示指をゆっくり挿入し，時計の文字盤のどの方向（○時方向と表現）に圧痛があるか，指をぐるりと一周させて調べる．虫垂炎の場合は，9〜10時方向にある．男性の場合は必ず前立腺の触診を行うこと．よくわからない下腹痛や発熱で，圧痛をみることがある．検査の後には，手袋に血液や黒色便の付着がないかもチェックしよう．

後腹膜の筋硬直をみるには，psoas testがある程度有効である（図5-16）．これは，患者を左側臥位あるいは腹臥位にして，検者は右手を患者の膝にもっていき，右股関節を伸展させる（右大腿を背中側に引っ張る）．これで腸腰筋が伸展し，背中（あるいは右側腹）に痛みが誘発されれば陽性である．同時にobturator test（図5-17）の有無もみるとよい．これは仰臥位にて患者の股関節と膝を90度に曲げて保持してもらい，検者は左手を患者の膝に，右手を下腿におき，ゆっくり股関節を内旋，つまり大腿を軸として下腿を外側に引っ張る．これで閉鎖筋が伸展し，右下腹に痛みが出れば陽性である（ただし，両テストとも感度はあまり高くない）[10]．

『急性腹症診療ガイドライン2015』[10]にも書いてあるが，急性腹症を思わせる激しい腹痛では，まずバイタルサインを確かめてラインを確保し，先に鎮痛を行う．「痛みが消えては診察ができない」といった理由で，鎮痛を遅らせることは拷問に等しい．逆に，ある程度痛みが引いた方が診察にも有利である．このとき，ファーストチョイスはアセトアミノフェン1,000mgの点滴である（商品名：アセリオ®）．アセトアミノフェンは，活性成分が中枢神経にのみ作用する．鎮痛は下行性疼痛抑制系を賦活することによる．

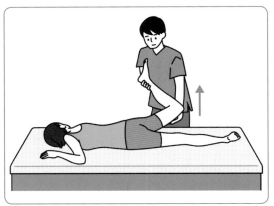

図5-16　psoas test

患者を左側臥位あるいは腹臥位にして，検者は左手を患者の膝にもっていき，右股関節を伸展させる（右大腿を背中側に引っ張る）（矢印➡）．これで腸腰筋が伸展し，背中（あるいは右側腹）に痛みが誘発されれば陽性である．

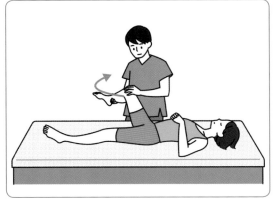

図5-17　obturator test

仰臥位にて患者の股関節と膝を90度に曲げて保持してもらい，検者は左手を患者の膝に，右手を下腿におき，ゆっくり股関節を内旋，つまり大腿を軸として下腿を外側に引っ張る（矢印➡）．これで閉鎖筋が伸展し，右下腹に痛みが出れば陽性である．

かなり激しい腹痛患者でも痛みは軽減するだろう．

E. 腰背部

　　内科医にとって，腰の痛みは避けて通りたい鬼門である．特に高齢者の"しつこく，治らない腰痛"は，内心，できれば最初から整形外科に行ってもらいたいと思うのは筆者だけではないはずだ．そして，内臓疾患を心配して受診する患者も多い．また，急性の腰痛に関しても，整形外科や救急外来の専売特許と思うことなかれ．実は，わが国が推し進める高齢者の「在宅診療」では，ごく普通にみられる主訴である．さらに，脊椎関節炎と呼ばれる一群の多関節炎として腰痛をきたすこともある．つまり，内科医はどうあがいても腰痛という鬼門を避けて通れないのである．

　　腰背部痛に関しては，内臓系か筋骨格系かに分けて考える．おおまかな言い方になるが，内臓痛は持続痛あるいは疝痛であり，筋骨格系の痛みは運動時痛（特にstarting pain）である．内臓痛はすでに述べたので，ここでは筋骨格系の診察について述べる．

1▶ 下肢に麻痺や痛みがある腰痛

　　腰痛症は，脊髄・末梢神経障害がある場合とない場合があり，それぞれ意味あいが異なる．腰痛をもつ患者を前にして，まず大切なのは，下肢の麻痺，表在覚障害などの神経障害の有無を素早く診察することだ．予診表で腰痛があるとわかったら，診察室に入ってくる際に歩行異常がないか，さらに仰臥位または座位で，足趾や足首を動かしてもらったり，麻痺がないかをみる．また，下肢を触って，触覚や痛覚が保たれているかどうかをみる．もし，異常がある場合は，何らかの神経障害があると踏んで，気合いを入れて以後の診察をするべきである．脊髄損傷の場合は，緊急手術や放射線治療（転移性骨腫瘍の場合）の必要があるかもしれない．

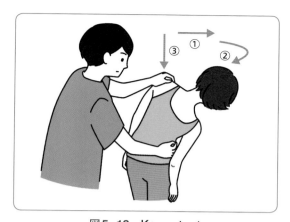

図5-18 Kemp test
①側屈，②外旋，③背屈にて，曲げた側に痛みがあれば腰部神経根症を疑う.

　神経障害がある（あるいはありそうな）場合は，腱反射，病的反射，痙性の有無を調べる. 麻痺があればその程度〔徒手筋力テスト（MMT）など〕を記載する. 末梢神経障害の麻痺の場合は，腱反射が減弱する. ほとんどが片側性である. 一方，脊髄障害の場合は，痙性を示したり，Babinski反射が陽性となることがある. 多くは両側性である. 高齢者に多い非骨傷性脊髄損傷や脊髄硬膜下血腫，あるいは胸腰椎圧迫骨折後の遅発性麻痺の場合は，脊髄障害をきたして四肢麻痺や対麻痺となることがあるため気をつけよう. 当然，麻痺が軽い場合は，徒歩で受診することもありうる. この際，腰椎のエックス線は必須となる. 麻痺がある場合は，緊急のMRIが必要となるであろう.

　さて，はっきりした麻痺がない場合は，神経根圧迫による痛みが誘発できるかどうかを種々の誘発テストでみる. Lasegue testの注意点は，膝の裏の突っ張った痛みではなく，デルマトームに沿った電撃痛が誘発できるかどうかである. デルマトームは鍵になるポイントを覚えておこう. たとえば，L1は鼠径部，L3は膝，L5は足首から足背である. ほかにも神経根症状をみる診察手技として，Kemp testなどがある（図5-18）. 神経根の圧迫は，若年者では椎間板ヘルニアが，高齢者では腰椎すべり症や変形性腰椎症による腰部脊柱管狭窄症が多い.

　腰部脊柱管狭窄症の症状は，神経根症状（前述）と馬尾障害に分けられる. 両者を合併することも多い. 馬尾障害は，狭窄部位が神経根ではなく馬尾を圧迫した場合に起こる多発神経障害（polyneuropathy）である. 下肢，特に下腿から先のビリビリ，ジンジンする痛みであり，進行すると膀胱直腸障害や下肢筋力低下を呈する. 症状のみからは糖尿病や栄養性のpolyneuropathyと見分けがつかない. 下肢の腱反射は低下し，表在覚は低下する. 腰部脊柱管狭窄症の原因として腰椎すべり症があるが，前屈・後屈をしてエックス線撮影すると，より病変がわかりやすくなる.

　ほかにも，片側の殿部から大腿後面にかけて痛みがある場合は，梨状筋症候群を疑う. 梨状筋は仙骨から大腿骨の転子に伸びる筋肉で，直下を坐骨神経が通る. スポーツや長時間の座位で痛むことが多い. Lasegue testで坐骨神経を伸張させたり，Freiberg test

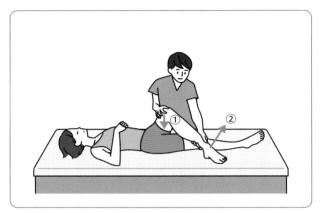

図5-19　Freiberg test
患側の膝を下方に押し込み(矢印①➡),足首を上方に引き上
げることで(矢印②➡),大腿後面や殿部に痛みが誘発されれ
ば梨状筋症候群を疑う.

で梨状筋を緊張させたりすると痛みが誘発できる(**図5-19**).また,梨状筋を圧すると固く,圧痛がある.MRIなどの検査では,異常が指摘されないので,なかなか診断されないことが多い.

2▶ 下肢に痛みがない腰痛

① 急性腰痛

　急性腰背部痛の場合は,多くが腰部の筋・筋膜損傷や筋硬直,神経絞扼,あるいは椎間板の損傷による痛みである.原因がよくわからない場合もかなり多い.歩けないほどの非常に強い急性腰痛は,文字通り急性腰痛症(ぎっくり腰)が最も多いが,脊椎圧迫骨折,化膿性椎体炎,転移性骨腫瘍でもみられる.若年者の急性腰痛症は,実際は問診で見当がつくが,高齢者となると,腰椎圧迫骨折と見分けがつかないことがある.当然,痛みのために診察はできないし,診察はあまり役立たないだろう.これらの疾患はきちんと画像的に診断する必要がある.いずれも,単純エックス線やCTでは病変の描出が悪く,MRIが必要となることも多い.単純エックス線ではっきりしない場合は,2〜3日おいて撮影して比べると,骨折がわかることがある.

② 慢性腰痛

• 非特異的慢性腰痛

　慢性腰痛の80%は,原因不明のいわゆる非特異的腰痛である.経験的には筋筋膜性疼痛症候群,仙腸関節障害と殿皮神経障害が多いようである.これらは,厳密な病理学的診断をすることが困難で,臨床診断といってよい.そのほかにも転移性骨腫瘍や化膿性椎体炎,脊椎結核(昔でいうカリエス)が隠れていることがある.以前に経験した症例であるが,筋筋膜性疼痛症候群と診断しMRIまでは撮影しなかった50歳代の女性が,他院で転移性骨腫瘍と診断されたことがあった.決して多いことではないが,頑固で進行性の腰痛は精査した方がよいであろう.もちろん,骨転移は腰椎だけではなく,頻度は少ないが骨盤にも起こりうるので忘れないようにしたい.

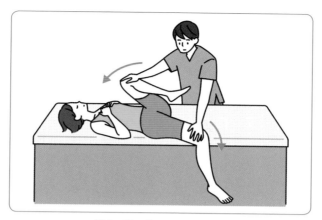

図5-20　Gaenslen test
健側の膝をかかえるように屈曲し，患側の下肢を診察台の外
に出して上から圧迫する．仙腸関節や殿部に痛みが出れば
陽性．

• 慢性腰痛患者の診察

　慢性腰痛患者を診察する場合，最も痛む部位を探し，圧痛やさまざまな手技で痛みを再現することが大切である．腰痛は原因となる部位以外にも，脊髄反射で一帯の筋が硬直し，痛む部位を広くしているため，本当に傷んでいる部位がどこかがわかりにくい．腰痛は実際には左右に偏ることが多い．患者を座位から立ち上がらせた際に，上半身が患側に傾き，同側の腰を手で押さえる動作がみられるかどうか，試してみよう（Minor sign）．痛んでいる部位を聞く場合は，患者に最も痛む部位を指1本で指し示してもらおう（one finger test）．多くの腰痛では，範囲が広かったり，境界が漠然としているが，仙腸関節障害では仙骨周囲の狭い範囲を指し示すことが多い．この際は，Newton test変法やGaenslen test（**図5-20**）を行うと，より診断に近づくだろう．仙腸関節ブロックで，痛みは劇的に改善する．ただし，脊椎関節炎のうち，強直性脊椎炎は仙腸関節痛で始まることがあるので，若年男性の頑固な仙腸関節痛には注意する．次第に大関節中心の多関節痛に移行するが，いわゆるbamboo spineにまで進展するのは意外と少なく20〜30％である．この場合，原因不明の多関節痛として長い間診断されないこともある．

　腰椎および椎間板も腰痛の原因として多い．正中付近に痛みがある場合は，胸腰椎の棘突起に圧痛や叩打痛がないかをみてみよう．化膿性脊椎炎，転移性骨腫瘍の場合は椎骨だけでなく，椎間板や周囲の組織にも炎症や破壊が及ぶことがあるので，自発痛や圧痛は正中付近から周囲に広がったりずれていることもありうる．神経根症状を呈することもある．

　腰痛では，腰背部に広く分布する皮神経の絞扼が原因となることがある．腰背部では，殿皮神経障害が知られているが，多いのは上殿皮神経障害である．上殿皮神経障害の場合は，上殿皮神経が胸腰筋膜を貫通する腸骨稜部（正中から3〜4cmの内側枝と7〜8cmの外側部）を強く押すと，圧痛を認める．胸腰筋膜と腸骨間に絞扼されることによって生じる神経痛である．上殿皮神経障害は非特異的腰痛の10〜15％を占めるといわれ

るが，内科医にはなじみがうすく，実際には診断されていないことが多い．神経ブロックで劇的に改善することが多いので，ぜひ診断したい．ちなみに，「○○皮神経」と呼ばれる神経はすべて感覚神経で，しかも浅いところにあるので，内科医がブロックすることも簡単である．

● 筋筋膜性疼痛症候群

そのほか，原因が特定できない非特異的慢性腰痛の多くは筋筋膜性疼痛症候群ということになろう．実際の臨床の場では最も多い腰痛かもしれない．しかし，その病態はまだ詳しくわかっておらず，おそらく，さまざまな要素が組み合わさって形成される症候群であろう．これといった特徴的検査や画像所見はない．何らかの外傷や炎症が起因となり，脊髄反射による腰筋群の硬直，およびそれによる虚血状態が痛みの原因となっていると思われる．そして，きっかけとなる急性炎症が治っても，痛みや硬直は固定したままである．ぎっくり腰や圧迫骨折の後，炎症が治っても続く痛みは典型的である．筋由来の慢性痛は，筋膜の慢性炎症による癒着が痛みの原因という報告もある．今後，注目してよい病態であろう．

● トリガーポイント

Chapter 3にも書いたが，トリガーポイントは圧痛を伴う硬結部位である．ここがおそらく，筋硬直を最も反映している部位と思われる．トリガーポイントに少量の局所麻酔を注射すると，周囲の痛みが劇的に緩和することがある．この機序はいまだに不明であるが，硬直している筋が緩み，虚血が解除されることによると思われる．すべての腰痛は筋の硬直を伴っているので，程度の差こそあれ，トリガーポイント注射は腰痛全般に有効である．筆者は，鍼灸も同様の機序ではないかと思っている．ちなみにパーキンソン病も筋肉が硬直する病気であるが，腰痛を合併することが多い．

F. 四　肢

1 ▶ 四肢の解剖

四肢の診察は総じて難しい．内科医にとっては慣れていないことが大きな原因である．診察にあたっては，まず解剖学的に四肢を理解することが大切である．といっても難しいことではない．

四肢の構成要素は骨，筋，関節，関節周囲組織，脈管，神経，皮膚であり，特に，関節と関節周囲組織の特徴は以下のようになる．これは関節炎と関節周囲炎の鑑別に重要である．

- **関節**：関節包，関節軟骨，骨膜，関節液，（関節包内）靱帯
- **関節周囲**：腱，関節包，滑液鞘，筋，筋膜，（関節包外）靱帯

当然であるが，四肢の構成要素がそれぞれ痛みの原因となるので，多くの疾患と診察法がある．もちろんここでも，chapter 3の「痛みの由来分類」を頭に入れて診察することに変わりはない．このchapterでは，内科医の診ることの多い関節・関節周囲炎と四肢の絞扼性末梢神経障害について述べる．なお，関節と関節周囲の炎症は合わせて（広義の）関節炎と呼ばれることが多いので，注意しよう．

2 ▶ 関節痛

　広義の関節炎にはいくつかのカテゴリーがある．関節・関節周囲は，炎症を起こすとそれぞれ関節炎と関節周囲炎になる．あくまで原則だが，前者は関節液がたまるが，後者の場合，腫脹はしても関節液はたまらない．前者は自動でも他動でも関節を動かしたり，押さえたりすると痛むが，後者は力を抜いてもらい，検者が他動的に動かすと痛まない場合がある（腱炎，付着部炎など）．たとえば，関節リウマチは関節炎だが，リウマチ性多発筋痛症は主として滑液包炎である．また，脊椎関節炎の疾患群の主体は関節周囲炎である．

　もう1つ，多関節炎と単関節炎では鑑別が変わってくる．いくつもの関節が腫れている場合は，脊椎関節炎や変形性関節症などが考えられる．単関節炎は，結晶誘発性関節炎（痛風，偽痛風）・化膿性関節炎が主であろう．ただし，必ずしもきちんと区分けができるわけではなく，多関節の痛風や偽痛風も時にみられる．手指多関節炎で，PIP関節（近位指節間関節）やMCP関節（中手指節関節）の痛みは関節リウマチを，DIP関節（遠位指節関節）の痛みは変形性関節症（ヘバーデン結節）や乾癬性関節炎を示唆する．このとき，爪をよく診てみよう．爪が白濁し厚くなる，小さくくぼみがいくつもできる，などは乾癬を示唆する．乾癬性関節炎の10％は，皮膚症状より関節症状が先行するといわれる．

　四肢関節の診察手技に関しては表5-2を参考にされたい．もちろんO脚の高齢女性にみられる変形性膝関節症などは，最初から患者は整形外科に行くことが多いであろう．しかし，多関節痛や関節周囲炎，足首の腫れ，手首や手指関節の痛みなどは，内科を受診することも多い．できれば自分である程度診断してから整形外科へ紹介し，正しい診断名を教えてもらうことが習慣になると素晴らしい（筆者を含め，なかなかできないが）．

3 ▶ 神経痛

　上肢にみられる絞扼性末梢神経障害で多いのは，手根管症候群であろう．主として第1指から第4指と手掌のしびれ感や痛みで受診することが多い．多くは，夜中や明け方

表5-2　四肢関節診察の要点

四肢関節診察	注意点
視　診	関節水腫，発赤，腫脹，皮下出血，爪の変化，湿疹・蜂窩織炎
可動域	自動（自分で動かす）・他動（脱力させ検者が動かす）で可動域を調べる
触　診	熱感，圧痛，整形外科的徒手テスト
エックス線	骨折，びらん，石灰化，関節裂隙狭小化，アライメント
関節穿刺	量，外観，結晶成分，細胞診，グラム染色，培養

視診では，関節水腫の有無が大切である．関節以外の軟部組織の腫脹が強い場合は関節周囲炎を考える．乾癬性関節炎の場合は爪の白濁を伴うことがある．下肢の蜂窩織炎と足関節炎は時に鑑別が難しいが，蜂窩織炎では可動域の障害は通常ない．自分で関節は動かせないが，脱力させ他動的に動かして可動域が改善する場合は，関節周囲炎が示唆される．単関節で急性に起こった関節炎で，圧痛，熱感，関節水腫が強い場合は，化膿性関節炎や結晶誘発性関節炎が考えられる．この場合は関節穿刺が診断に有効である．両者は，時に複数の関節で同時に起こる場合がある．

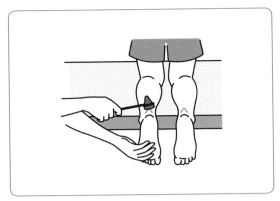

図5-21　アキレス腱反射の増強法
診察台に膝をついて座ってもらい，足首を診察台の
外に出す．この状況で足底を押さえて軽く背屈させ
て，腱反射をみる．これで，反射が消失していれば，
アキレス腱反射陰性とする．

に痛みが増す．時に肘近くまで痛みが上がってくる．コンピュータや事務仕事など細か
な手作業をしている人に多いといわれる．Phalen test（両手を前に差し出してもらい，
指先を下にして手首の背側同士を合わせ，1分間以内に痛みが出現するかをみる），
Tinel test（手掌側の手首上の正中神経を打鍵器で叩き，手掌に痛みが響くかをみる）が，
感度の高い診察手技である．Double crush syndromeといって，頸椎症性神経根症によ
る正中神経の脆弱性をもつ人にこの手根管症候群はより症状が出やすいので，頸椎症が
ないかどうかにも注意が必要である．

　下肢の神経痛は，前述したように，腰痛とともに起こる坐骨神経痛と馬尾障害がある（腰
痛がない場合もある）．ほかにも，いわゆる靴下手袋型のpolyneuropathyといわれる代
謝性・栄養性・アルコール性・薬剤性などの各polyneuropathyがある．症状は上肢に先
行して下肢に出現する．表在覚の低下も訴えとしてあるが，それよりもジンジンとする
しびれ感を訴える患者が多い．腱反射は低下または消失し，表在覚は初期にはむしろア
ロディニアを伴って亢進し，進行すると低下してくる．ビタミンB_{12}欠乏による亜急性連
合性脊髄変性症では，深部覚と平衡覚が障害され，Romberg testが陽性（立位で眼を閉
じると動揺する）となり，進行すれば失調性歩行を呈する．各polyneuropathyは，足の
しびれという点は共通するが，それぞれ特徴的な検査所見があるので，鑑別を進めるう
えで手がかりになる．Polyneuropathyでは，アキレス腱反射が両側性に低下する．この
場合は，診察台に膝をついて腰を浮かした状態で座ってもらい，両足を台から外にはみ
出してもらう．検者の片手で軽く足底（つま先に近い部位）を押して，もう一方の手で打
鍵器を握り，アキレス腱を打つ．これはアキレス腱反射の増強法であり，これで反射が
消失していれば，「アキレス腱反射消失」と判断してよい（**図5-21**）．神経伝達速度を測
定しなくてはならないので，最終的な診断は，神経内科か整形外科になるだろう．でき
れば，身体診察であたりをつけ，自信をもって紹介したいものである．Polyneuropathy
では，Charcot関節といって知覚低下による防御機構破綻により，膝や足首に破壊性の

関節炎が合併することがある．不安定性と痛みを伴うので気をつけよう．

　以上，「痛みの内科診断学」の醍醐味と言っても過言ではない，痛みに関する診察と検査について解説した．痛みの診察は，内科診断学のartそのものであることをわかっていただけたであろうか．次のchapterは，痛みの治療薬とその他の痛みの治療法について解説する．

文献

1) Mangione S 著：身体診察シークレット．金城紀与史，ほか 監訳，メディカル・サイエンス・インターナショナル，2009.
2) Bickley LS，ほか 著：ベイツ診察法 第2版．福井次矢，ほか 日本語版監修，メディカル・サイエンス・インターナショナル，2015.
3) Orient JM 著：サパイラ 身体診察のアートとサイエンス 原書第4版．須藤 博，ほか 監訳，医学書院，2013.
4) McGee S 著：マクギーの身体診断学 改訂第2版 原著第3版—エビデンスにもとづくグローバル・スタンダード—．柴田寿彦，ほか 訳，診断と治療社，2014.
5) 古谷伸之 編：診察と手技がみえる vol.1 第2版．Medic Media，2007.
6) 平島 修 編：THE「手あて」の医療—身体診察・医療面接のギモンに答えます—．羊土社，2019.
7) 日本頭痛学会・国際頭痛分類委員会 訳：国際頭痛分類（第3版）．医学書院，2018.
8) Uchihara T, et al：Jolt accentuation of headache：the most sensitive sign of CSF pleocytosis. Headache, 31 (3)：167-171, 1991.
9) Patel KH, et al：Incidence of acute angle-closure glaucoma after pharmacologic mydriasis. Am J Ophthalmol, 120 (6)：709-717, 1995.
10) 急性腹症診療ガイドライン出版委員会 編：急性腹症診療ガイドライン2015. 医学書院，2015.

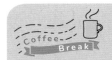

痛みの体験記 〜ぎっくり腰〜

　ぎっくり腰を生涯体験せずに過ごされた方は幸せである．ぎっくり腰ほど，自分の無力さを感じる痛みはないだろう．何しろ，朝目覚めて寝床から起き上がるのに，ゆうに5分以上かかる．ゆっくりゆっくりと，痛みがこないようにまずうつ伏せになり，少しずつ体を丸めて，腕を布団に立てて，体を上に伸び上がらせる．ここまでは，スローモーションのごとく行動する．最後は，エイっとばかりに立ち上がり，しばらく腰に手をやり痛みが去るのをじっと待つ．時に立ち上がりに失敗して，また布団の上にドタっと倒れて，はじめからやり直すこともある．その後，トイレに行くのが，またゆうに数分はかかる．さらに最難関が着替えである．本文中にも書いたが，ズボンや靴下が履けないのである．筆者の場合は，文句を言われながらも，妻や娘に履かせてもらって助かった．もし，1人のときにぎっくり腰になったらと思うとゾッとする．

　あまりにポピュラーなぎっくり腰であるが，その原因はまだわかっていない．椎間板の損傷や，椎体に付着する筋肉の炎症などと考えられている．一般的に知られてはいないが，特に体幹部の痛みは，ほぼ必発で筋硬直を伴う．これは，痛いから自分で筋肉を硬くしているのではなく，脊髄反射で自然に硬くなるのである．鍼やトリガーポイント注射，あるいは芍薬甘草湯で急場をしのぐことができるようになるのは，傷そのものを治しているというより筋硬直を緩めていると考えてよい．したがって，すぐに効果がでる．筆者の場合，どうも仙腸関節の痛みであったようで，知り合いの女医さんに恥を忍んで腰から殿部にかけてトリガーポイント注射をしてもらい，靴下が履けるようになった次第である．このぎっくり腰の体験により，慢性腰痛の大部分に反射的な背筋群の硬直が関与していると痛感した．よって，治療の目標の1つとして，「筋硬直の解除」が考えられるだろう．やはり痛みはできるだけ経験しておく方がよい．痛みを伴う試練こそが，のちの教訓となりうる．

　ぎっくり腰が治って2か月ほどたったある日，運転中に咳をしたと同時にぎっくり腰が再発したのには閉口した．さすがに早めにトリガーポイント注射をしてもらい，長引かずにすんだ．

chapter 6 痛みを癒す

～ 内科医による痛みの治療 ～

　痛みの治療は，医師にとって永遠の課題である．内科医はことのほかこの課題が苦手に思える．しかし，古今東西，医学の最大の問題はいかに痛みを癒やすかということである．これまで，痛みの機序や分類，診断などを述べてきたが，いよいよ最後に治療について解説する．「痛みの内科診断学」を診断学だけで終わらせるのはもったいない．

　治療には，薬物治療とそれ以外の方法がある．もちろん治療薬は非ステロイド性抗炎症薬（NSAIDs）のみではない．いくつもの鎮痛薬があるが，それぞれの性格を知って適切に使い分ける必要がある．ここでは，主として内科医が使用することの多い薬を解説する．また，薬物治療以外にはトリガーポイント注射や神経ブロック，鍼灸，理学療法から民間療法までさまざまなものがあるが，ポイントを絞って簡潔に述べるにとどめる．

1　痛みに用いる薬

　痛みの伝導路（p.8の図2-1）を思い出していただきたい．痛みの伝達をどの部位でブロックするかで作用機序が決まる．大きく分けると，①炎症の抑制，②活動電位の抑制，③疼痛抑制系の賦活，の3つになる（表6-1）．ほかにも，疾患特異的な鎮痛薬（片頭痛のトリプタン製剤や痛風のコルヒチンなど）や，作用機序はわかっていないものの，漢方薬もある．それぞれの特性を知らずに使うと，誤った使い方をしてしまうかもしれないので気をつけよう．

表6-1　鎮痛薬の種類

機　序	鎮痛薬	主作用
炎症の抑制	NSAIDs	プロスタグランジン E_2（PGE_2）の抑制
活動電位の抑制	リドカイン，カルバマゼピン，メキシレチン	Na チャネルのブロック
	プレガバリン，ガバペンチン	Ca チャネルのブロック
疼痛抑制系の賦活	アセトアミノフェン，オピオイド，三環系抗うつ薬，ノイロトロピン®	脳幹での下行性抑制系（脳幹-脊髄路）に作動
	オピオイド，SNRI	脊髄後角での疼痛伝達の遮断

A. 炎症の抑制

1 ▶ 非ステロイド性抗炎症薬（NSAIDs）

　抗炎症薬は痛みの出発点となる組織の炎症に用いる鎮痛薬で，NSAIDsが主体である．Chapter 2を思い出していただきたい．プロスタグランジン（PG）や炎症性サイトカインなどの炎症物質は，$A\delta$線維とC線維の自由神経終末にある侵害受容器を刺激して，痛みのインパルス（電気的信号）を中枢に伝える．NSAIDsは，プロスタグランジンE_2（PGE_2）を減少させることで，侵害受容器からの痛みインパルスを減少させる．

　アラキドン酸（AA）をはじめとする種々の不飽和脂肪酸は，細胞膜や核膜の脂質二重膜を構成しているリン脂質から，ホスホリパーゼA_2（PLA_2）によって切り出される（図6-1）．この酵素の一部は炎症によって誘導され，ステロイドによって誘導が制限される．細胞膜から切り出されたアラキドン酸はいったん細胞外に排出され，近隣の細胞膜上に位置するシクロオキシゲナーゼ（COX）という酵素のポケットに入り込み，プロスタグランジンH_2（PGH_2）へと変換され細胞内へ移行する．さらに，プロスタグランジ

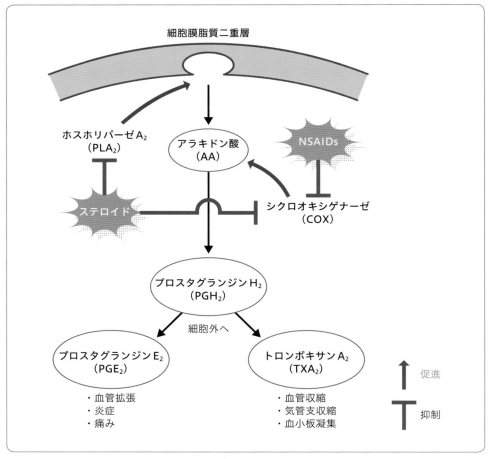

図6-1　アラキドン酸カスケード

ンH_2からはプロスタグランジンE_2(PGE_2)とトロンボキサンA_2(TXA_2)が誘導される.

　プロスタグランジンE_2は，chapter 2（p.16）でみたように，血管拡張や熱感，侵害受容器の刺激など局所の炎症に大きな働きをする炎症の主役である．血小板凝集能はない．一方，トロンボキサンA_2は血管収縮や気管支平滑筋収縮，血小板凝集などプロスタグランジンE_2と相反する作用をもつ．低容量のアスピリンは，トロンボキサン（TX）のみを抑制することで，抗血小板作用を有する．よって，低容量では抗炎症作用はない（アスピリン・ジレンマ）．アラキドン酸からは気管支収縮作用があるロイコトリエンも産生されるため，NSAIDs全般，気管支喘息には原則禁忌である．この場合は，アセトアミノフェンを使用するとよい.

　ここで重要なことは，COXにはCOX-1とCOX-2のアイソザイムがあるということである．COX-1は消化管や腎臓など多くの細胞で恒常的に発現しており，粘膜保護や腎血流の保持に関与しているといわれる．COX-2は誘導型で，マクロファージや樹状細胞など，主として炎症に関与する細胞に発現している．多くのNSAIDsはCOX-1とCOX-2の双方に作用するため，長期間の使用で，消化管出血や腎機能障害などの副作用をまねくことになる．近年，発売されたCOX-2選択的阻害薬はこういった副作用が現れにくいが，完璧ではなく，ほかのNSAIDsと同様，胃潰瘍や腎不全には禁忌となっているので注意されたい.

　そうはいっても，変形性関節症，関節リウマチや脊椎関節炎など，慢性炎症の疼痛に対してはNSAIDsを長期使用しなければならないことが多い．3か月以上投与すると消化性潰瘍のリスクが高まるので，胃潰瘍既往のあるなしにかかわらず，予防的にプロトンポンプ阻害薬（PPI）やプロスタグランジン製剤（ミソプロストール）を投与した方がよいということになっている[1].

　NSAIDsの大半は経口剤であるが，坐剤・注射剤・外用剤などの剤形もある．また，特有の副作用もあるため，併存疾患，合併症，炎症の部位に合わせて選択することが大切である．各NSAIDsの特徴と使い分けを，表6-2に示す．NSAIDsをグループ分けす

表6-2　代表的な非ステロイド性抗炎症薬（NSAIDs）

NSAIDs（商品名）	特　徴
ジクロフェナク（ボルタレン®）	フェニル酢酸系．効能としては，一般的鎮痛に加え，急性上気道炎（急性気管支炎）の解熱に使用できる．また，適応外使用として片頭痛・緊張型頭痛にも処方可
エトドラク（ハイペン®）	フェニル酢酸系．痛みの効能は，ジクロフェナクより少ない．COX-2選択性が強く，胃腸障害が出にくい．1日2回投与でよい．解熱目的には使用できない
ロキソプロフェン（ロキソニン®）	日本製のNSAIDsで，市販薬（OTC）も60mgで同じ規格．効果発現は早い．解熱や緊張型頭痛・月経痛・尿管結石の疼痛など広く使用できるため内科医に人気が高い
フルルビプロフェン（ロピオン®静注，ロコア®テープ）	注射製剤の効能は「術後，各種がんの鎮痛」となっているため，外科系での使用が多い．テープの効能は変形性関節症のみだが，血中移行性が非常に高い
セレコキシブ（セレコックス®）	最もCOX-2選択性が高い．消化器系の副作用が出にくいため，長期使用が可能．急性痛に対しても初回は高用量を投与できる．冠動脈疾患には禁忌．1日2回投与

ると，まず，大きく「酸性」と「塩基性」に分けられる．塩基性NSAIDsはアスピリン喘息患者以外にはほとんど使用されていないので，ここでは酸性NSAIDsのいくつかを紹介しよう．

①ジクロフェナク(商品名：ボルタレン®)

フェニル酸系薬剤で，比較的COX-2選択性が高く効果は強力である．効果発現はかなり早く，救急現場では坐剤として投与されることが多い．徐放剤も用意されており，その場合は1日2回の服用でよい．急性上気道炎の解熱・鎮痛や膀胱炎，骨盤内炎症，月経困難症にも適応があり，適応外処方として片頭痛や緊張型頭痛にも使用できるため，内科医や救急医に人気が高い．インドメタシンもほぼ同じ性格の薬剤である．

②エトドラク(商品名：ハイペン®)

同じくフェニル酸系であるが，COX-2選択性が高く，胃腸障害が出にくいため長期投与が可能である．ただし，保険上は消化性潰瘍に禁忌である．急性上気道炎には適応がないためか，内科医はあまり処方していないようだ．半減期は長く，400mg 分2で投与可能である．

③ロキソプロフェン(商品名：ロキソニン®)

日本製のNSAIDsで，市販薬(OTC医薬品)も60mgで同じ規格である．プロドラッグのため胃腸症状が出にくいということになっているが，実際は胃腸症状が出る人も多い．比較的，効果発現は早い．内科医に最も人気が高いNSAIDsであるが，その理由として，効能には明記されていない片頭痛・緊張型頭痛・月経痛・尿管結石に対しても適応外使用として認められており，応用範囲が広いためである．半減期は短く，常用の場合は3錠分3であるが，頓用の場合は1回2錠まで可能である．なお，外用剤のテープ剤およびパップ剤は，効能が「変形性関節症，筋肉痛，外傷後の腫脹・疼痛」となっており，腰痛症には適応がない．

④フルルビプロフェン(商品名：ロピオン®静注，ロコア®テープ)

注射製剤に関しては，効能が「術後，各種がんの鎮痛」となっているため，主として外科系で使用されている．ロコア®テープは局所の外用テープ剤であるが，経口剤と同程度の血中・組織移行性があり，経口できない患者にも効果が期待できる．ただし，効能は「変形性関節症における鎮痛・消炎」のみである．当然，血中移行性がよいため，ほかのNSAIDs経口剤との併用はできない．

⑤セレコキシブ(商品名：セレコックス®)

COX-2選択性が非常に高い．NSAIDsとしては，比較的新しく登場した．消化器系の副作用が出にくいため，比較的長期の使用も可能となっている．手術・外傷・抜歯後の鎮痛に用いることができ，特に急性痛に対しても初回は高用量を投与できるため，便利である．添付文書では，「通常，成人にはセレコキシブとして初回のみ400mg，2回目以降は1回200mgとして1日2回経口投与する．(中略)頓用の場合は，初回のみ400mg，必要に応じて以降は200mgを6時間以上あけて経口投与する．ただし，1日2回までとする．」となっている．長期間使用の場合，胃潰瘍の既往がない患者であれば，NSAIDs潰瘍予防薬(PPIおよびプロスタグランジン製剤)は，必ずしも必要ない[1]．今後はCOX-2選択的阻害薬が，

長期投与NSAIDs療法の中心的薬剤となっていくであろう.

逆にCOX-2選択性による特有の副作用が知られている. 血小板上にあるCOX-1活性は阻害しないので, 長期使用により血小板凝固能が亢進し, 冠動脈疾患, 脳梗塞を誘発することがある. 心血管および脳血管リスクを有する患者には投与しないようにしたい. また, 解熱薬としての適応はない.

その他にもNSAIDsは多くあるが, 抗菌薬や抗がん薬とは違うので, 疾患に合わせて2～3つ覚えておけばそれでよいであろう. なお, アセチルサリチル酸(商品名：アスピリン)は, 最も古いNSAIDsであるが, Reye症候群, 消化性潰瘍をはじめとする副作用が多く, 現在では抗血小板薬として低容量でのみ使用されることが多い. また, 外用剤に関しては, テープ剤とパップ剤がある. テープ剤は薄くて粘着力が強いため, 関節面にも貼れる反面, 接触性皮膚炎が多いといわれている. また, パップ剤は厚く特有のにおいがあるが, 体毛が多い部位でも貼ることが可能である. 延々と長期間にわたって外用剤を貼り続ける患者がいるが, 本当に局所の炎症がある場合は別として, 炎症のおさまった慢性痛には当然, 効果はない. しかし, 日本人の膏薬信仰は篤い. 以前, 湿布を貼りすぎて, エジプトのミイラのようになっている高齢者をみたことがある. いくら血中への移行は少ないといっても, これでは腎障害や消化管出血などの副作用が起こりえる. 最近, 「湿布好きのお年寄り」は減るどころか, ますます増えているように思うのは筆者だけであろうか.

2 ▶ ステロイド

ステロイドに関しては, 前述のホスホリパーゼA_2の抑制以外にも, COX-2の誘導を抑制することが知られている. リウマチ性疾患や気管支喘息にはよく使用されるが, 急性痛の鎮痛薬としてはほとんど使用されていないのが実状だ. しかし, 強い鎮痛・抗炎症活性があることは間違いないので, 適応を絞り, 短期間のみ使用することはありえる. つまり, 急性疾患であること, 効果のある抗微生物薬が投与されていること, NSAIDsの効果が限定的である患者, などが対象となる. ステロイドは, 免疫抑制作用があることを忘れてはいけない. よって漫然と投与することは, NSAIDs以上に避けなければならない. テーパリング(減量)なしに使用し続けることができるのは, 1週間が限度である.

おすすめできるのは, 次のような場合である. Killer sore throatと呼ばれる咽頭喉頭の急性感染症は, しばしば喉頭蓋や喉頭の浮腫をきたし, 気道が閉塞することもある危険な疾患である. これらの患者において, 痛みのために唾さえ飲み込むことができずに, ペッペと吐き出している人をみることがある. これは危険なサインであるが, 抗菌薬とともにステロイドの注射を1～2日行うことで, うまくいけば痛みは劇的に改善する. もちろん, 入院が原則となる病態ではある. 通常の扁桃炎であれば外来でNSAIDsで十分だろう.

その他にも, 近年, プレドニゾロンが群発頭痛発作期の頭痛予防に適応外使用として認可された. プロトコールははっきり決まってはいないが, 1日40 mg～100 mgを5日間連続投与し, 以後, 漸減するというものである[2].

B. 活動電位の抑制

　　Aδ線維とC線維は，侵害受容刺激を活動電位に変換し，中枢へと痛み信号を伝えていく．この活動電位を抑制する薬剤がいくつか知られている（**表6-1, 3**）．1つは，Naチャネル・ブロッカー（Naチャネル遮断薬）で，代表選手は局所麻酔薬である．もう1つはCaチャネル・ブロッカー（Ca拮抗薬）で，代表選手はプレガバリンである．

1 ▶ Naチャネル・ブロッカー（Naチャネル遮断薬）（表6-3）

　　痛み神経であるAδ線維とC線維は，自由神経終末上にあるさまざまな侵害受容器（イオンチャネル型レセプター）で侵害刺激を受け取る．Aδ線維は主として物理的刺激を，C線維は物理的刺激と化学的刺激などさまざまな刺激を受け取る．刺激を受け取ると即座に神経細胞膜に脱分極が起こり，電位依存性Naチャネルが末梢から次々と中枢に向かって開いていって，波のように痛み刺激が伝導していく．

　　Naチャネル・ブロッカーは，この電位依存性Naチャネルを細胞内から塞ぎ，活動電位を遮断する．その代表は，各種の局所麻酔薬である．局所麻酔薬は，細い神経線維ほど効果が早い．つまり，C線維 → Aδ線維 → 運動神経の順に効果が現れるので局所麻酔に好都合である．傷の洗浄や縫合，あるいは神経ブロックの際にはリドカイン（商品名：キシロカイン®）を使うことが多い（**表6-3**は局所麻酔薬）．内科医は，縫合はあまり行わないであろうが，トリガーポイント注射は行う人もいるであろう．この際は，リドカインも用いるが，日本ではジブカインにサリチル酸を配合したネオビタカイン®（商品名）を使用することが多い．炎症も一緒に抑えようという配慮であろう．トリガーポイントに関しては後述する．

　　Naチャネル・ブロッカーには経口薬もある．抗てんかん薬のカルバマゼピン（商品名：テグレトール®），抗不整脈薬のメキシレチン（商品名：メキシチール®）である．それぞれ中枢神経および心筋の刺激伝導系に対して抑制的に作用するが，痛みに対しても限定的ではあるが効能をもっている．これらの経口薬は当然全身循環にも入るので，中枢神経系の副作用である，ふらつき・めまい・眠気などが起こりえる．少量から始める

表6-3　チャネル・ブロッカー

鎮痛薬（商品名）	特　徴
リドカイン （キシロカイン®）	代表的な局所麻酔薬．電位依存性Naチャネルを細胞内から塞ぎ，活動電位を遮断する．傷の洗浄や縫合，トリガーポイント注射に使用する
メキシレチン （メキシチール®）	頻脈性不整脈（心室性）に対する適応と，糖尿病性神経障害に伴う自覚症状の改善に使用できる．心筋収縮力低下作用があるため，長期間の使用は避ける
カルバマゼピン （テグレトール®）	てんかんや統合失調症の薬だが，三叉神経痛にも適応がある．眠気，めまい，悪心などの副作用があるため，少量から投与する．頭頸部神経痛にも処方可能である
プレガバリン （リリカ®）	神経障害性疼痛と線維筋痛症に効能がある．慢性痛におけるCaチャネル機能亢進状態に対して効果を示すので，急性痛には効果は低い．低用量から増量する
ガバペンチン （ガバペン®）	抗てんかん薬であるが，機序としてCaチャネル抑制による鎮痛作用が考えられている．適応外使用で，神経障害性疼痛に使用可能である．副作用予防に，低用量から増量する

ことで，これらの症状には症状が出にくくなることが知られている．

　カルバマゼピンは，保険上，痛みに対して使用できるのは三叉神経痛のみである．三叉神経痛は顔面片側の三叉神経領域に生じる耐えがたい電撃痛であり，食事や会話，ひげそりなどが誘因となる．内科的にはカルバマゼピンが第一選択薬である．ただし，いきなり300 mg/日を服用すると，副作用のためふらふらになる患者がいるため，筆者は100 mgから投与して増量することが多い．もちろん，脳MRI・MRAを一度は撮影し，三叉神経の圧迫が疑われるときは躊躇せずに脳神経外科に送る必要がある．三叉神経の圧迫が解除できると，うそのように痛みが取れることがある．カルバマゼピンは，頭部神経痛と頸部神経痛に対して適応外使用が許可されているので，後頭神経痛や三叉神経痛にも応用できる．

　メキシチール®はリドカインの誘導体で，「頻脈性不整脈（心室性）と糖尿病性神経障害に伴う自覚症状（自発痛・しびれ感）」が適応となっている．不整脈に対しては，心室性期外収縮が多発する場合や心室頻拍が反復する場合に投与することがあるが，心臓に対する心筋収縮力低下作用があるため，長期間の使用には注意を要する．投与前には心電図や胸部エックス線撮影を行い，心疾患の鑑別をしておく必要がある．特に糖尿病患者では，心合併症が多いため気をつけよう．

2 ▶ Caチャネル・ブロッカー（Ca拮抗薬）（表6-3）

　侵害受容器から痛み神経を伝わってきた活動電位は，脊髄後角のシナプスを介して次の神経へとバトンタッチされる．Chapter 2（p.12の図2-4）でみたように，シナプス前膜のN型Caチャネルに活動電位が伝わると，チャネルが開口し細胞外からCaが流入する．続いてシナプス小胞からグルタミン酸などの神経伝達物質がシナプス間隙へと放出され，二次ニューロンに刺激が伝達していく．

　神経障害性疼痛の際は，脊髄後根神経節や後角でN型Caチャネルの発現が亢進し，かつチャネル機能が活性化している．プレガバリン（商品名：リリカ®）は，このCaチャネルに結合してCa流入を阻害する．ここで大切なことは，プレガバリンは量的，機能的に亢進した，いわゆる病的なCaチャネルにのみに作用し，正常のCaチャネルには作用しない，ということである[3]．つまり，侵害受容刺激などの「正常な痛覚」には作用せず，神経障害性疼痛でかつCaチャネルに量的・機能的に異常のある場合のみに効果がある．プレガバリンが急性痛には効かない所以である．

　プレガバリンの効能は神経障害性疼痛と線維筋痛症である．成人には初期用量としてプレガバリン1日150 mgを1日2回に分けて経口投与し，その後1週間以上かけて1日用量として300 mgまで漸増する．ほぼ，めまいや眠気などが必発するので，患者によく説明しておく必要がある．副作用は1週間以内に慣れが生じて軽減する．しかし，高齢者には初期投与量をもう少し減らした方がよいであろう．なお，同様の作用機序をもつガバペンチン（商品名：ガバペン®）は神経障害性疼痛に対して適応外使用が可能である．プレガバリンの方が，副作用は少ないといわれているので，こちらから投与する方が賢明だろう．

　時に，プレガバリンを帯状疱疹の初期に使用している医師をみかける．帯状疱疹後神

経痛には有効であろうが，初期の急性痛に使用すると副作用を増すのみである．また，神経障害性疼痛でプレガバリンを増量しても効果がないときは，N型Caチャネルに異常がないと考え，いさぎよく撤退（使用中止）すべきであろう．時にプレガバリンが漫然と長期間使用されている例をみることがある．これは，プレガバリンだけでなく，長期間処方し続けられる薬は多い．内科医としては「出した薬はいつか止める」という気概が必要である．これをしない限りポリファーマシー問題は解決しない．

C. 疼痛抑制系の賦活（表6-4）

　主として，下行性疼痛抑制系に作動する薬と脊髄後角で痛みの伝導をブロックする薬に分かれるが，両者は厳密には区別しにくいところがあるので，ここでは疼痛抑制系作動薬として述べる．このカテゴリーの代表としては，アセトアミノフェンと抗うつ薬（三環系抗うつ薬とSNRI），そしてオピオイドがある．

1 ▶ アセトアミノフェン

　アセトアミノフェンは，全世界で最も使用されている鎮痛薬で，安全性が高く小児科でもよく使用されている．解熱薬でもあるので，多くの人はNSAIDsと同様，炎症部位に作用する薬と思っているが，実はオピオイドと同様に中枢性の鎮痛薬である．アセトアミノフェンは肝臓で代謝されて中枢神経に入り，AM404という活性物質になる．AM404は視床下部や中脳において，主としてカンナビノイド受容体（マリファナの受容体でもある）を刺激して最終的に下行性疼痛抑制系に作用する．ここでchapter 2（p.13）を思い出していただきたいが，下行性疼痛抑制系が放出するセロトニンは，脊髄後角において痛み神経のシナプス伝達を抑えることで，痛みをブロックする．それと同時に，AM404は視床下部体温中枢においてシクロオキシゲナーゼ（COX）を阻害し，プロスタ

表6-4　疼痛抑制系作動薬

種　類	鎮痛薬（商品名）	特　徴
アセトアミノフェン	アセトアミノフェン（カロナール®，アセリオ注）	中枢神経で活性体となり，下行性疼痛抑制系に作用する．安全性が高い．近年，1日容量が4,000 mgまで拡大された．広く痛み（急性痛および慢性痛）と発熱に対して効能を有する
抗うつ薬	アミトリプチリン（トリプタノール）	三環系抗うつ薬．うつ病以外にも，末梢性神経障害性疼痛に効能を有する．また，片頭痛発作の発症抑制に対しても適応外で使用可能である
オピオイド	ペンタゾシン（ソセゴン®注）	非麻薬性で使用しやすい．各種がん，心筋梗塞，術後，尿路結石など適応範囲が広い．しかし，κ受容体に結合性が高いため，連用で依存が問題となる
	ブプレノルフィン（レペタン®注・坐，ノルスパン®テープ）	非麻薬性で使用しやすい．坐剤は術後および各種がんの痛みのみ．注射はそれに心筋梗塞と麻酔補助が加わる．テープ剤は変形性関節症および腰痛症の慢性疼痛のみである
	トラマドール（ワントラム®，トラマール®）	非麻薬性で使用しやすい．各種がんと慢性疼痛に効能がある．カロナールとの合剤（トラムセット®）がある

商品名において，経口剤以外は坐・注・テープといった表記をつけている．それぞれ，坐剤・注射・テープ剤をさす．オピオイドは，内科医の使いやすい弱オピオイドのみ掲載した．

グランジン E_2（PGE_2）を減少させ解熱を得る．注目したいのは，アセトアミノフェンの作用はほぼ中枢神経に限られるため，炎症現場での抗炎症効果は弱いということである．

近年，わが国でもその安全性のためアセトアミノフェンが再評価されつつある．2011年には成人の1日容量が4,000 mgまで拡大され，1回投与量も1,000 mgまで拡大された．また，500 mg錠も新しく発売された．痛みに対する効能は多く，「頭痛，耳痛，症候性神経痛，腰痛症，筋肉痛，打撲痛，捻挫痛，月経痛，分娩後痛，がんによる疼痛，歯痛，歯科治療後の疼痛，変形性関節症」となっている．ロキソプロフェンと同様，発熱にも効能が記載されている．また，急性腹症の患者においては，注射薬（商品名：アセリオ®）による鎮痛は真っ先に行うべき処置となっている．急性痛や突出痛に対しては，初回投与量500 mg～1,000 mgが必要であろう．添付文書は，「通常，成人にはアセトアミノフェンとして，1回300～1,000 mgを15分かけて静脈内投与し，投与間隔は4～6時間以上とする．なお，年齢，症状により適宜増減するが，1日総量として4,000 mgを限度とする．」となっている．

常用量での副作用は少ないが，気をつけるべきは肝毒性である．アセトアミノフェンは，長期の大量服用（1日量1,500 mg以上）により，肝不全の危険が増える．慢性痛やがん疼痛にも使用されることがあるので，長期間の服用では肝機能のモニターが必要である．また，慢性肝炎や肝硬変などの重篤な慢性肝疾患の患者には禁忌となる．決して多い副作用ではないが，忘れないようにしたい．ただし，NSAIDsとは異なり，腎障害やアスピリン喘息はほとんど考えなくてよい．アセトアミノフェンは，小児だけでなく，基礎疾患をもつ成人や高齢者にとっても使いやすい薬であるので，今後，わが国でも諸外国なみに使用量は増えていくものと考えられる．NSAIDsとの使い分けを考えるべきである．

2 ▶ セロトニン・ノルアドレナリン再取り込み阻害薬（SNRI）

脊髄後角にある，痛みの一次ニューロンと二次ニューロンのシナプスには，中脳から降りてきた下行性疼痛抑制系ニューロンもシナプスでつながっている．この場において，下行性疼痛抑制系ニューロンの末端からはセロトニンとノルアドレナリン（以下，SN）が放出され，痛みの二次ニューロンの活動電位を抑制する（chapter 2, p.13）．このとき，シナプス間隙においてSNの濃度を上昇させる薬剤がSNRIである．アセトアミノフェンやオピオイドが，SNの産生そのものを増加させるのに対し，SNRIはシナプスでの再取り込みを阻害するという違いである．三環系抗うつ薬も同様の作用があると考えられるが，SNRIは抗コリン作用，抗ヒスタミン作用などの副作用が少なく，使いやすい薬となっている．

わが国での鎮痛適応は今のところデュロキセチン（商品名：サインバルタ®）のみである．疼痛への効能は，「糖尿病性神経障害，線維筋痛症，慢性腰痛症，変形性関節症」で，1日60 mgまで投与可能である．ただし，副作用対策のため「投与は1日20 mgより開始し，1週間以上の間隔を空けて1日用量として20 mgずつ増量する．」となっている．したがって効果発現までは時間がかかるため，最初に患者に「最初の1週間は，薬に慣れるための期間です」などと説明することが大切である．副作用は，嘔吐・口渇・便秘・めまい

などである．選択的セロトニン再取り込み阻害薬（SSRI）に比べ，セロトニン症候群の発症はまれであるが，オピオイド（特にトラマドール）や抗パーキンソン薬（MAO阻害薬）など，脳内セロトニンを増加させる薬と併用するときは注意する．セロトニン症候群は，興奮・高揚感から始まり散瞳・不眠・頻脈・発熱・ミオクローヌスなど多彩な症状を呈し，重篤な場合は死亡する疾患で，診断が非常に難しい．薬を開始，あるいは増量して数時間で発症するといわれている．

3 ▶ 三環系抗うつ薬

　三環系抗うつ薬は，精神科医や麻酔科医の得意とする薬で，なかなか内科医が使用することは少ないと思う．抗うつ効果のほかにも，鎮痛作用，特に神経障害性疼痛に効果を有することが知られている．その作用機序はわからないところも多いが，SNRI同様に下行性疼痛抑制系を賦活する機序や，脊髄後角でのSNの再取り込み阻害が考えられている．当然，急性痛には無効である．代表薬はアミトリプチリン（商品名：トリプタノール）で，2016年に「末梢性神経障害性疼痛」の効能が追加された．鎮痛作用は抗うつ作用より発現は早いが，それでも即効性はなく，数日から1週間ほど要する．さらに，「片頭痛発作の発症抑制」に対しては，適応外使用が可能である．蛇足であるが，片頭痛発作の発症抑制（予防薬）には，その他にβ遮断薬（プロプラノロール），Ca拮抗薬（ロメリジン，ベラパミル），抗てんかん薬（バルプロ酸）が効能，または適応外使用の効能を有している．

　三環系抗うつ薬は，副作用や相互作用薬の多彩さゆえに，内科医を遠ざけがちである．副作用として抗コリン作用（口渇・便秘・尿閉）を有し，緑内障患者には禁忌である．抗ヒスタミン作用としては眠気が多い．起立性低血圧，心毒性などがみられることもある．副作用対策のため少量から開始するが，高齢者はさらに副作用が出やすいので，もう一段階，慎重な投与が必要である．神経障害性疼痛の第一選択薬の1つではあるが，内科医が選ぶ場合は，やはり2番手3番手の薬となるであろう．

4 ▶ オピオイド

　アヘン（opium）は紀元前より痛みの治療に使われてきたが，同時に，浮き世のつらさから逃れ，天上の恍惚感を味あわせてくれる背徳の薬でもあった．大航海時代以降は，貿易品として政治的にも利用されたため，巷間に多くの廃人を生んできた．人類の歴史上，これほど強烈な光と影を帯びた薬はないであろう．

　アヘンは，ケシ坊主と呼ばれる未熟果実に傷をつけたあとにしみ出てくる白い液体を乾燥させた生薬で，多くの成分を含んでいる．19世紀初頭にアヘンからモルヒネが単離されたあと，モルヒネ類似物質が次々単離され，人工的にもモルヒネ様物質が合成されるようになった．これらの中から医療用製剤として使用されるようになったのがオピオイドである．ところでオピオイドは麻薬と同義ではない．医療用麻薬と非麻薬があり，もちろん，麻薬の方が管理が厳密である．現在もアヘンは，アヘン末として処方は可能だが，使用される機会は少なく，医療用に用いられるのはほとんどが精製されたオピオイドである．

　オピオイドは，末梢および中枢神経上のオピオイド受容体に結合して効果を発揮する．

オピオイド受容体は，μ（ミュー），κ（カッパ），δ（デルタ）のサブタイプがある．脊髄後角においてシナプス前膜と後膜に発現するμ受容体にオピオイドが作用すると，痛み神経の活動電位は抑制され，痛みの伝達はブロックされる．また，同時に中脳中心灰白質のμ受容体に作用して，下行性疼痛抑制系を賦活する．さらに大脳や側坐核に作用するとドパミン放出を介して多幸感をもたらす．なお，κ受容体は鎮痛作用はμ受容体に比較して弱く，脳内では興奮・幻覚作用をもたらし，依存を生じやすいといわれる（ペンタゾシンは，κ受容体への結合が主である）．

副作用はさまざまなものがある．脳幹，大脳に作用し眠気や嘔気をもたらす．腸管平滑筋に対しては抗コリン作用を介して，消化管運動を抑制し便秘や麻痺性イレウスをきたしやすい．その他，掻痒感，せん妄，口渇，排尿障害などがみられることがある．また，長期使用で便秘は必発であるので，下剤を予防的に投与することが大切である．

次に，内科医が知っておくべき弱オピオイドの使用法に関して概説する．

①麻薬性と非麻薬性オピオイド

麻薬であれば，「麻薬及び向精神薬取締法」によって厳重に管理しなくてはいけない．もちろん，院外処方する場合は，麻薬の免許さえあれば，麻薬・非麻薬とも処方は比較的簡単である．しかし麻薬を院内に常備することは，一般の開業医にとっては非常に難しいだろう．そうであれば，院内に非麻薬を常備するという選択もありうる．オピオイドのうち，非麻薬はペンタゾシン（商品名：ソセゴン®），ブプレノルフィン（商品名：レペタン®），トラマドール（商品名：トラマール®）などである．強い痛みで来院した患者に，その場で非麻薬性オピオイドを投与しなくてはならないとき，即効性のあるものは，ペンタゾシン注射，ブプレノルフィン坐剤・ブプレノルフィン注射，トラマドール注射である．それぞれ保険上の効能が決まっているが，使いやすい薬を1つ準備しておけばよいだろう．

②強オピオイドと弱オピオイド

明確な定義はないが，鎮痛効果の強い強オピオイドは，モルヒネ，オキシコドン，フェンタニルである．弱オピオイドはコデイン，トラマドール，ブプレノルフィン，ペンタゾシンである．WHOの3段階除痛ラダーでは，非オピオイド，弱オピオイド，強オピオイドへと鎮痛効果を高めていくことになっている．コデインは鎮咳作用が強く，体内でその1/10がモルヒネへと代謝される．ペンタゾシンとブプレノルフィンは，μ受容体からの鎮痛信号を弱めてしまう可能性があるため，モルヒネやフェンタニルとは併用しないことが大切である．

③依存と鎮痛

一般に，担がん患者の場合，痛みのため脳内のドパミンは低下しており，依存はまず起こらないといわれている．したがって，痛みが止まるまでオピオイドの増量が可能である．痛みがやめばそれ以上の増量をしない限り依存は生じない．しかし，たとえば慢性痛の患者にオピオイドを使用する際に，依存が心配になることはないだろうか．オピオイド大国のアメリカでは，医師の処方するオピオイドの過量投与で死亡する患者が年間2万とも3万ともいわれている．マイケル・ジャクソンの死もまだ記憶に新しい．

　精神的依存は, 急激にオピオイドの血中濃度が上昇することが大きく関係している. したがって, できるだけ製剤は血中濃度の立ち上がりが緩やかな徐放剤か外用テープ剤を用いて, 痛みがコントロールできる状態まで徐々に増量していくことが必要だ. もちろん, 依存が起きていないか注意深く患者を観察していかなくてはならない. いろいろなことを総合すると, 強オピオイドが必要な非がん患者の慢性疼痛は, ペインクリニックの専門家にまかせて, 「内科医は弱オピオイドまで」と腹をくくるのが賢明かもしれない. 何を隠そう, 筆者自身も強オピオイドは使わない.

④各オピオイドの適応疾患

　ここでは一般内科医を対象に, 主として非がん患者の疼痛に使用する弱オピオイド製剤に関して説明する.

- **ペンタゾシン**：注射剤（商品名：ソセゴン®）は, 各種がん・術後・心筋梗塞・胃十二指腸潰瘍・尿路結石・閉塞性動脈炎などの疼痛に幅広く効能をもつ. 1回15 mgを筋肉内または皮下に注射し（静注は麻酔時のみ適応）, その後, 必要に応じて, 3〜4時間ごとに反復注射する. 現在ではアセトアミノフェン注射（商品名：アセリオ®）に主役を譲った感があるが, かつては救急外来で頻用されたオピオイドである. κ受容体へ結合し, 鎮痛とともに興奮・多幸感をもたらすため, 依存が問題となる. いわゆるペンタゾシン中毒である. しかし, 非麻薬であり, 非常に使い勝手がよい薬であることは間違いない. 筆者の場合, 急性痛でアセトアミノフェン1,000 mg注射の効果がないときは, ペンタゾシンを使用することが多い. 慢性痛ではまず用いることはないし, 用いるべきではないであろう.

- **ブプレノルフィン**：注射剤（商品名：レペタン®注）, 坐剤（商品名：レペタン®坐剤）, 外用テープ剤（商品名：ノルスパン®テープ）がある. 注射剤と坐剤の適応は, 術後と各種がんの疼痛だが, 注射剤の場合は心筋梗塞の鎮痛にも使用できる. テープは「非癌性の変形性関節症および腰痛症の慢性疼痛」と限られたものとなっている. しかも, e-learningを受講した登録医師でないと処方することはできない. 非オピオイドで治療しても効果がない頑固な腰痛や関節痛に対して, 使用されるべきである.

- **コデイン**：錠剤と散剤がある. 効能は「疼痛時における鎮痛」となっているので, どのような痛みに対しても使用しやすい. 体内で代謝されてモルヒネに変換されるので, モルヒネ同様, 便秘や眠気, 嘔気といった副作用が出ることがある. 一方, コデイン自体は鎮咳作用が強い. 60 mg分3で投与が可能である. コデインそのものと代謝後のモルヒネへの代謝量を換算すると, コデインに0.15をかけた数字がモルヒネ換算量である. つまり60 mgだと9 mgの力価となる. NSAIDsやアセトアミノフェンで鎮痛不可能な場合に, コデインを単独あるいは上乗せすることも可能である.

- **トラマドール**（＋アセトアミノフェン）：トラマドールは, μ受容体作動とSNRIの作用を併せもつ. 注射剤, 錠剤, 配合剤（＋アセトアミノフェン）があるが, 注射は術後とがん性疼痛のみの適応である. 錠剤（商品名：トラマール®, ワントラム®）は慢性疼痛にも適応がある. ただし, 非オピオイド鎮痛薬で治療困難な場合となっているので, まずNSAIDsやアセトアミノフェンなどでの治療が原則である.

　一方，配合剤(商品名：トラムセット®)は，効能が「非がん性慢性疼痛」となっており，部位や疾患による拘束はない．1錠中トラマドール37.5 mg，アセトアミノフェン325 mgが配合されている．4錠分4が標準用量となっているが，嘔気などの副作用を考えると，特に高齢者では2錠分2から開始するのがよいだろう．8錠まで増量可能である．腎障害や消化管出血・潰瘍でNSAIDsが使えない場合は，積極的に投与されてもよいだろう．アセトアミノフェンは，1日量1,500 mgを超えて(5錠以上)長期間投与すると，肝障害の危険が増すので注意する．なお，ほかのオピオイドに比べ，依存は生じにくいということになっている．また，SNRIとの併用はセロトニン症候群の可能性が高まるので禁忌である．

D. 漢方薬(表6-5)

　痛みに効く漢方薬に関しては，この場では語り尽くせない多くの知見がある．筆者自身，よく漢方薬を処方するが，「痛みの内科診断学」の範疇からは少しはずれてしまうので，ここでは痛みに関係する7処方のみ，エッセンスを絞って解説する．もちろん，サイエンスとしてはこれからいろいろと新しいことがわかってくる分野であるが，歴史的には独特の学問体系が中国や日本でできあがっている(陰陽虚実・六病位・気血水・五臓など)．ただし，それを学ばないと薬を処方できないというわけではない．痛みに関しては，まず数種類の漢方薬を覚えるところから始めればよいだろう．また，効果が胡散臭いという向きに対しては，「もしその薬が患者に合えば，劇的な効果を生むことがある」と答えたい．漢方は，いくつかの生薬(根茎・樹皮・葉など)の組み合わせでできているが，その生薬の薬理作用により，さまざまな相乗効果や副作用の軽減が工夫されている．料理がそうであるように，まさに生薬の組み合わせの妙が漢方方剤である．

表6-5　痛みの漢方薬

漢方薬	特　徴
治打撲一方 (ぢだぼくいっぽう/89番)	急性期・亜急性期の打ち身・捻挫によく使用される．患部が痛み，赤黒く腫れている場合がよい適応である
麻杏薏甘湯 (まきょうよくかんとう/78番)	関節炎，関節周囲炎，筋肉痛の急性期から亜急性期に使用される．配合されている麻黄は強い解熱・鎮痛・抗炎症作用をもつ
桂枝加朮附湯 (けいしかじゅつぶとう/18番)	神経障害性疼痛・絞扼性末梢神経障害・筋筋膜性疼痛症候群などの四肢の慢性痛によく使用される．冷えによる痛みの緩和を目標とする
呉茱萸湯 (ごしゅゆとう/31番)	片頭痛の治療は予防薬と急性期治療薬に分かれるが，呉茱萸湯はその両方に使用できる．冷え性の人に効果が大きい
四逆散 (しぎゃくさん/35番)	漢方のマイナートランキライザー．神経質な患者の，過敏性腸症候群や肩こり，筋肉痛など，筋の緊張が強い場合に使用する
八味地黄丸 (はちみじおうがん/7番)	高齢者の腰部脊柱管狭窄症に伴う神経根症状，馬尾症候群の痛みや，泌尿器症状に有効である．下半身を温める作用が強い
葛根湯 (かっこんとう/1番)	風邪のひきはじめにも使用するが，肩こり(僧帽筋や肩甲挙筋，傍脊柱筋)にも使用できる．緊張型頭痛にも効果がある

数社が医療用エキス製剤を発売している．会社により効能が異なることがあるため，注意する．

それでは，次にいくつかの漢方方剤を紹介しよう.

1 ▶ 治打撲一方（ぢだぼくいっぽう / 89番）

文字どおり，打撲を治す方剤である．急性期・亜急性期の打ち身・捻挫によく使用される．患部が痛み，赤黒く腫れている場合がよい適応である．また，どこの部位であれ，外傷後になかなか痛みの治らない慢性期にも使用できる便利な薬である．大黄が入っているので，患者には下痢をするかもしれないことを説明しておく．急性期は，初回に2包服用するとよい．もちろん，NSAIDsやアセトアミノフェンとの併用もよいが，この漢方薬の切れ味を体感しようと思ったら，NSAIDsは頓服にするとよいだろう.

2 ▶ 麻杏薏甘湯（まきょうよくかんとう / 78番）

関節炎，関節周囲炎，筋肉痛の急性期から亜急性期に使用される．配合されている麻黄は強い解熱・鎮痛・抗炎症作用をもつが，エフェドリンによる交感神経系賦活作用があるため，心疾患や高齢者に対する長期間（たとえば3か月以上）の使用は控える．基本的には急性あるいは亜急性炎症による筋肉痛・関節痛に対して，短期間使用すべきであろう．感染時や感染後の反応性関節炎，診断の難しい脊椎関節炎やリウマチ性多発筋痛症などに効果が期待できる．もちろんNSAIDsやアセトアミノフェンと併用してもよい.

3 ▶ 桂枝加朮附湯（けいしかじゅつぶとう / 18番）

神経障害性疼痛・絞扼性末梢神経障害・筋筋膜性疼痛症候群などの四肢の慢性痛によく使用される．冷えや寒さで増悪するような痛みの緩和を目標とする．冷えによる痛みは，お風呂などで身体が温まると痛みが緩和するかどうかを聞くとよい．特に上半身に有効である（下半身は八味地黄丸や疎経活血湯）．必要なら四逆散や葛根湯など，筋肉を緩める薬と併用するとよいだろう.

4 ▶ 呉茱萸湯（ごしゅゆとう / 31番）

片頭痛の治療は予防薬と急性期治療薬に分かれるが，呉茱萸湯はその両方に使用できる．発作時は，一度に2包服薬（頓服）してもらう方が効果的である．トリプタン系は虚血性心疾患と脳血管障害に禁忌であるが，本方剤は安全に使用できる．五苓散と同様に，慢性化した片頭痛や薬物乱用頭痛に対する頭痛予防薬としても使いやすい薬である．ただし，かなり苦いという難点がある．呉茱萸湯が無効の際は，五苓散を試すとよい.

5 ▶ 四逆散（しぎゃくさん / 35番）

漢方のマイナートランキライザーと呼ばれるほど，不安神経症，社会不安障害などに使用される．配合されている芍薬の量が多く，筋硬直の痛みに有効である．消化管の痛みにもかなり鎮痛効果がある．特に真面目で緊張しやすい人の過敏性腸症候群や肩こり・筋肉痛に効果を発揮するだろう．慢性痛に対しては思わぬ効果を発揮することがあるので，ぜひ試してみるとよい．不安ではなく，イライラや怒りが強い人の痛みには，抑肝散の方がよいだろう.

6 ▶ 八味地黄丸（はちみじおうがん / 7番）

八味丸ともいう．高齢者の腰部脊柱管狭窄症に伴う神経根症状，馬尾症候群の痛みや，膀胱症状に有効である．もちろん，痛みがなくとも，高齢者で足腰が弱ってきたとき，あるいは前立腺肥大症に対して長期間服用してもらってもよい．下半身を温める作用が

強く，特に冷えと関連する痛みには有効である．地黄が配合されており，時に胃腸症状の副作用があるので注意する．また，耳鳴りに奏効することがある．

7 ▶ 葛根湯（かっこんとう / 1番）

本来は風邪や，風邪のひきはじめに寒気がするときに短期間服用する方剤である．ところが，「肩こり葛根」と呼ばれるほど，肩のこりによく効く．葛根は僧帽筋や肩甲挙筋，さらに傍脊柱筋の緊張をほぐす作用があるといわれる．したがって，肩こりだけでなく，緊張型頭痛や僧帽筋の硬直によって起こる後頭神経痛に効果がある．漫然と長期投与にならぬように気をつけたい．

痛みの漢方は，それだけで1冊の本になるほど興味深く，かつ実用的な医学である．ほかの痛みに使用する薬剤と比べると，副作用が少ないというのも魅力だ．ただし，現代医学的な作用機序はわかっていないことが多く，なかなか医師の間に広まらない．しかし，今後はこの分野の研究が進み，痛みの治療に必須の治療法となっていくだろう．

2 トリガーポイント注射

A. トリガーポイント注射とは

Chapter 3「痛みを分類する」の「筋」の項（p.31）でトリガーポイントを説明した．トリガーポイント注射が有効となるのは，主として慢性腰痛や肩こりなどの筋筋膜性疼痛症候群である．もちろん，ぎっくり腰や椎間板ヘルニアなどで二次的に起こる筋筋膜性疼痛症候群にも有効である．局所注射やブロック注射と異なり，内科医にも比較的に簡単に行える．

筋筋膜性疼痛症候群は，大変多い疾患で，原因のわからない筋・筋膜の持続痛が特徴だ．1つ言えるのは，痛みの部位には筋紡錘の活性化や痛みの持続によって，筋の硬直（こり）とそれによる虚血状態が引き起こされている．肩こりや腰痛症が代表だ．ここでいう筋の硬直は，自分では調節できない脊髄反射である．おそらく硬直部では微少な炎症が続き，痛みの神経や脊髄後角で感作が成立し，さらに筋が固くなるという悪循環を形成しているのであろう．時には，炎症によって筋膜（fascia）の癒着が引き起こされている場合がある．はっきりした機序は証明されていないが，おそらくトリガーポイント注射は悪循環のもととなっている筋の硬直を解除する．したがって，もし効果があればそれを継続して行っていくことで，うまくいけば「脱感作」が成立する．実は，筆者は，鍼灸や漢方も筋硬直の解除が大きな鎮痛機序ではないかと思っている．

B. トリガーポイント注射の実際

1 ▶ 対 象

対象となるのは筋筋膜性疼痛症候群である．四肢にも有効であるが，腰背部や頸部が最も効果が高いであろう．特に禁忌疾患はないが，皮下・筋肉内出血や気胸といった合

併症もあるため，出血傾向のある患者はなるべく避け，痩せた人の場合，胸腔に近い部位は針を刺さない方が無難である．また，皮疹がある場合も避けた方がよいであろう．一方，全身痛を訴える線維筋痛症は，筋筋膜性疼痛症候群の範囲が広がった状態とも考えられるが，病態はより複雑であり，おそらくトリガーポイント注射は通用しないであろう．線維筋痛症に関しては，強オピオイドや硬膜外麻酔，認知行動療法などが必要になることがあり，やはり，専門家にまかせるのが無難かもしれない．

2▶ トリガーポイント

トリガーポイントをみつけるのは，そう難しくはない．痛みの部位とその周辺を指で圧迫していき，痛みが強く，かつ1 cmほどの硬結や索状物を皮下に触れる部位がそれである（図6-2）．筋付着部付近に存在することが多く，おそらく複数個あるはずである．僧帽筋や，肩甲挙筋，腰方形筋などに多く存在する．

3▶ 手　技

筋注用の25ゲージや27ゲージといった細い針を使用する．10 mL注射器がよいだろう．総量は10 mL以内にとどめた方が無難である．消毒したあと，リドカイン（0.5または1％）あるいはネオビタカイン®を，トリガーポイントに注射する．このとき，注射器をもたない方の指で，グッとトリガーポイントを押し込みつつ注射するとよい．1か所につき0.5〜2 mLほどを，数か所にわたって注射するが，生食で2倍に薄めて使用してもよい．

刺す深さは皮下脂肪の厚さで変わるが，皮下直下の筋膜に当てることが目標である．心配な場合は，あらかじめ体表エコーで深さを確かめておけばよい．針が皮下を越えて筋膜に当たるところで軽い抵抗を感じるので，そこに薬液を注入する．トリガーポイントに当たっている場合，患者は「痛い」とか「ひびく」と言うことが多い．あるいは刺しながら「痛いですか？」と尋ねてみるとよい．

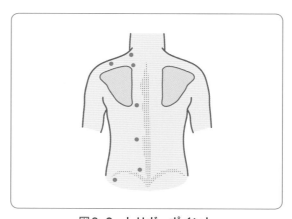

図6-2　トリガーポイント
色丸（●）は主なトリガーポイントを示す（片側のみ）．
肩甲骨を灰色で示した．

4 ▶ 効　果

うまくいけば，効果はすぐに現れる．注射のあと，筋肉を動かした際の可動域が広がっているし，自覚痛も弱くなるであろう．しかし，効果は何日も長くは続かない．1回で効果がない場合も，これを週に1〜2回続けていけば，かなり楽になることがある．大切なことは，計10回，20回などと上限を決めて，漫然と続けないことである．完治しなくとも，痛みが軽くなれば，あとは鎮痛薬でコントロールができるからだ．もし，トリガーポイント注射の効果がなければ，いさぎよく撤退すればよい．

3　痛み治療の流れ

さて，今までいろいろと痛みの治療方法について書いてきたが，実際にどのように治療を進めていけばよいのか．実をいうと，これは診断よりも難しいかもしれない．同じ病気で同じ部位の痛みであっても，治療を受ける患者により有効となる治療法も異なるからだ．とは言っても，大まかな流れはあるので，以下に説明しよう．

A. 急性痛

急性痛であれば，治療の基本は安静とNSAIDsである．腎障害や消化性潰瘍の既往があればNSAIDsのかわりにアセトアミノフェンの選択となる．ぎっくり腰やむち打ち症など二次性筋硬直を伴うときは，芍薬甘草湯を足すと痛みが緩和される．通常は1週間以内，長くとも2週間以内に急性痛はおさまってくるだろう．急性痛の治療はそこでおしまいである．ただし，時に急性痛は神経障害性疼痛や筋筋膜性疼痛症候群などの慢性痛に移行することがある．それを防ぐためにも，最初にしっかり鎮痛を行うべきである．

B. 慢性痛

問題は，慢性痛である．慢性痛のすべてが神経障害性疼痛や心因性疼痛ではなく，関節の慢性炎症や，神経絞扼，筋筋膜の微少炎症，あるいは虚血・うっ血などがからんでいる場合が多い．NSAIDsはあくまで炎症に対して使用する薬である．もし，慢性炎症が痛みを引き起こしていると考えているならば必要であるだろう．その際は，セレコキシブやエトドラクなどCOX-2選択性の高い薬剤を選ばなければならない．ただし，炎症のない慢性痛に使い続けることは慎むべきである（実際，その判断はかなり難しいが）．その他にも，慢性痛の患者は基礎疾患や年齢，服薬状況などによって処方内容が変わり，治療に難渋することもある．結局のところ，万人に共通のレジメは存在しない．しかし，そこにこそ痛み診療の面白さがあるのではないだろうか．

たとえば，背部痛が2か月前から続く70歳代の女性が受診したとしよう．痛みの由来は炎症か神経か，はたまた筋肉か（痛みの由来分類）．炎症由来であると骨折や後腹膜の炎症，神経由来であると絞扼性末梢神経障害（上殿皮神経障害や脊柱管狭窄症など）や神経障害性疼痛（帯状疱疹後神経痛など），筋肉であると筋筋膜性疼痛症候群，さらに心因

性であると身体表現性障害など，いろいろと考えられる．もちろん，痛みの内科診断学のマスターであれば，きちんと診断してから治療……という風になるはずであるが，実際は腰背部の慢性痛を完璧に診断するのは難しく，「疑い」の時点で治療を始めることも多い．つまり治療的診断になることがある．痛み診療とは，つまるところ，医師の裁量による経験的治療の側面が大きく，ここにこそレジメにはない面白さがある．

このとき，NSAIDsの次の選択としては，アセトアミノフェン，SNRI，オピオイド，チャネル・ブロッカー，トリガーポイント注射あるいは漢方薬ということになるが，まずは非オピオイドから攻めていくのが常套手段であろう．そして，効果がなければオピオイドへと進むことになるが，当然，弱オピオイドから始めるべきである．オピオイド，SNRI，チャネル・ブロッカーは副作用が多いので，その前に筆者はよく漢方薬を使用している．しかし，高齢者の筋筋膜性疼痛症候群や骨折後の腰痛を完全に治すことは難しい．患者に認知症がある場合，どこまでが本当の痛みなのかがわからないこともある．要は，痛み治療の目標をどこにもっていくかである．少しでも生活の質が改善することを目標とすべきで，痛みがまったく消えることを目標にすべきではない．オピオイドまでは使わず，なだめすかして漢方薬や湿布，トリガーポイント注射を混ぜながら，何とかやっていくということも実臨床の妥協点である．

ところでくり返しになって恐縮だが，筆者は，処方した薬は同じ医師がいつかは止めるべきだと思っている．これを勝手に「出したら止める運動」と名づけている．まったく効果がなかった鎮痛薬は止めなければならないし，効果があった薬もいつかは止める日が来る．あえて強調すると，これはすべての薬に言えることだと思う．薬は少なければ少ないほどよい．

以上，「痛みの内科診断学」に必要な鎮痛薬とトリガーポイント注射について概説した．鎮痛治療は，高血圧や糖尿病と異なり，客観的数値で効果を確かめることができない．逆に，それだからこそ患者とのコミュニケーションが大切であり，痛みが癒されたときの患者の喜びが，じかに医師にも伝わってくる．「痛みの内科診断学」だけではなく，少し背伸びをして，痛み治療まで行ってみられてはいかがだろうか．

文献

1）日本消化器病学会 編：消化性潰瘍診療ガイドライン2015（改訂第2版）．南江堂，2015.

2）May A, et al：EFNS guidelines on the treatment of cluster headache and other trigeminal-autonomic cephalalgias. Eur J Neurol, 13（10）：1066-1077, 2006.

3）Li CY, et al：Calcium channel $\alpha_2\delta_1$ subunit mediates spinal hyperexcitability in pain modulation. Pain, 125（1-2）：20-34, 2006.

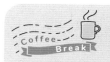

漢方との出会い

　漢方は，分け入っても分け入っても，その先に新たな知識の森が広っている学問体系である．そして筆者にとって漢方は，日常診療に欠かすことのできない仲間であり，生涯の研究テーマでもある．

　漢方の効果を知ったそもそものはじまりは，田舎にある出張先の病院で花粉症になってしまったときである．数日間，くしゃみと鼻水がひっきりなしに出て，困惑しきっていた．みかねて漢方に詳しい外科の先生が小青竜湯を処方してくれたのだが，最初の2日間はまったく変化がなかった．我慢して飲んでいたら，3日目の朝にピシャリと咳と鼻水が止まった．狐につままれたようだった．

　その後は，実際に漢方を処方することは少なかったが，2005（平成17）年に総合診療部の部長になってから独学で勉強するようになった．というのも，当時，朝から夕方までほぼ毎日内科外来で初診患者を診察していて，どうしても診断のつかない患者や，診断がついても通常の薬では治らない患者が後をたたなかったからだ．毎日，毎日診察して，できる限り漢方薬を処方する．そして軽症の患者でもなるべく再来に来ていただき，効果を確かめた．時に「ホームラン症例」とも呼べる著効例を経験することもあった．また，漢方を処方した患者は必ずノートに書き出し，方剤を自分なりに検討するようにした．そうすると，次第に使いこなせる漢方薬が増えてきて，ますます漢方が面白くなっていった．

　しかし，痛みに対して漢方薬を使いこなすのは難しい．特に慢性痛に対しては，なかなか効果が出ないことがある．その人の精神的な傾向（神経質，不安，うつ，認知症など）をとらえて，2剤または3剤で治療しなくてはならないこともある．痛みの漢方で有名な平田道彦 先生は，その人の人格をとらえて慢性痛を治す名人であるといえよう．「痛みの内科診断学」の読者にとっても平田 先生の本は大変役に立つので，ぜひ一読されたい[1]．

　西洋薬と異なり，痛みの漢方は処方が難しいぶん，患者が治ったときの喜びは大きい．「先生，ありがとうございました．」と言ってもらったときの嬉しさが，さらに漢方を勉強する原動力となる．

文献
　1）平田道彦，ほか 編著：今日から実践 痛みの漢方治療．土方康世，ほか 監修，医歯薬出版，2009．

痛みの症例集

〜 その痛みにどう対処するか 〜

　このchapterでは「痛みの内科診断学」の総仕上げとして，症例提示を行う．今まで学んできた痛みのメカニズム，痛みの由来分類，問診，身体診察，そして治療に関して実際の症例（あるいは現実に近い架空の症例）をもとに解説していこう．

　現実に出会う痛みの症例は，とてもここには書ききれないほど多いが，重要かつ日常診療において遭遇しやすい疾患を選んだつもりである．

　以下に，痛みの診療で大切な点をおさらいする．

①痛みの由来分類（炎症，内臓，神経，筋，脳）のどれにあたるかを考える．
②問診ではOPQRST，および3つのキョウ（興味・共感・協力）を大切に．
③診察では痛む部位を観察し，診察手技で痛みを再現するようにする．
④バイタルサインをチェックし，red flagを見逃さない．
⑤神経診察を大切にしよう．
⑥検査・治療を行う前に自分なりの初期診断を行う．
⑦鎮痛薬に精通し，適切な鎮痛治療を行う．
⑧慢性痛では，安易な「心因性疼痛」の診断はさけ，まず器質的疾患がないかを探る．

　身体診察は，この本に書いてあるものだけでなく，成書を読んでできるだけ多く覚える方がよいだろう．「引き出し」が多いほど，診断の精度は上がるし，また痛みに対する興味も深くなっていく．

　診断に誤診はつきものである．いかに優秀な医師であろうと，診断エラーは避けることはできない．筆者は，「本当にこの診断で正しいか」という自らへの不断の問いかけと，患者に対する真摯な診療態度こそが医療訴訟を減らしていくことにつながると信じている．いたずらに誤診を恐れて，すぐに他科や高次医療機関に送ることはあまり好ましいことではない．もちろん，red flagが立っている患者は別である．

　それでは，痛みの10症例を提示して「痛みの内科診断学」の総仕上げとしよう．もう少しお付き合いいただきたい．

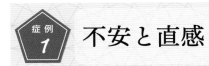

不安と直感

症例 1

📋　**75歳，女性，主婦**

- **主　訴**：前胸部痛.
- **現病歴**：4日ほど前の夕方，急に心窩部からのどに上がってくるような痛みを感じた. 痛みというより，胸の奥をグッとつかまれるような感覚に近い. 時間は15分間くらい. このときは，冷汗をかいたとのこと. 翌日，かかりつけ医を受診し，心電図と胸部エックス線を施行され，抗不安薬（トフィソパム：商品名 グランダキシン®）を処方された. しかし，その後も1日に2〜3回ほど同様の症状が起こる. だいたい15〜20分間くらいで，夜中か夕食前後に多い. ただ，本日は午前2時頃からずっと症状が続いていて眠れなかったため，当院の内科外来を受診した. 受診時にはかなり痛みは軽快していた.
- **併存疾患**：高血圧症，骨粗鬆症，不眠症（服薬あり. 処方に関しては詳細不明）.
- **生活歴**：喫煙10本/日（50年間），機会飲酒，夫と二人暮らし.

痛みへのアプローチ ①

　安静時に起きた前胸部痛の症例. 最初の痛みのonsetはsuddenに近い. 痛みというより胸部絞扼感である. 部位は胸骨部の奥からのどにかけてであり，随伴症状は冷汗である. したがって，痛みの由来分類は内臓痛ということになろう. 胸痛の最も多い原因は，筋骨格系の痛みであるが，starting painや呼吸による痛みの増悪といった所見はないため，筋骨格系由来は考えにくい. 時間経過に伴う症状の変化が特徴的で，日に2〜3回の同様の胸部絞扼症状が10〜20分継続し，やがておさまる. そして最後の痛みはおそらく5〜6時間は続いているとみてよい. 喫煙者かつ高血圧症であり，動脈硬化があるとみて間違いない.

　これらの状況や症状から，不安定狭心症または急性心筋梗塞がまず頭をよぎる. というか，そう考えるべきであろう. 不安定狭心症から急性心筋梗塞の初期については厳密な区別は難しいため，急性冠症候群（acute coronary syndrome：ACS）と呼んでいる. この4日間の症状の推移は，まさしくACSそのものであり，それ以外の鑑別診断を無理やりあげるとすると，肺塞栓症，大動脈解離，慢性心不全の増悪，たこつぼ型心筋症，逆流性食道炎，食道潰瘍，胃潰瘍，胆石疝痛などだろうか.

　ゴールデンタイム（6時間）を過ぎている可能性があるため，すぐにでも心電図をとり，もし虚血性変化（ST変化，陰性T波，Q波）があれば高次医療機関に連絡をつけるべきである.

現　症

- 身長153cm，体重49kg.
- バイタルサイン：体温36.2℃，血圧128/70mmHg，脈拍数56回/分・整，呼吸数16回/分.
- 身体所見
  〈胸部〉心音清，過剰心音なし，右胸鎖関節部に軽度収縮期駆出性雑音．肺音正常.
- 心電図：図7-1.
- 画像検査
  〈胸部エックス線〉図7-2.
- 血液検査：WBC 9,100/μL，CK 350 U/L，CK-MB 43.7 U/L，心筋トロポニンT迅速検査（＋）.

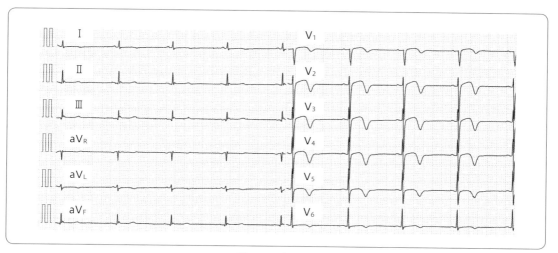

図7-1　心電図

救急搬送時の心電図である．$V_{1\sim6}$に陰性T波を認める．$V_{2\sim3}$はSTが上昇しているように見えるが，2mm以内なので，STは上昇していないと判断してよいだろう.

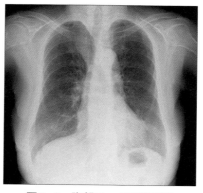

図7-2　胸部エックス線写真

肺実質の上下径が長く，慢性閉塞性肺疾患（COPD）が示唆される．写真でははっきりしないが，ブラを示唆する透過性低下も散見される．心拡大や大動脈径の拡大は認められない.

痛みへのアプローチ ②

　バイタルサインは，特に異常はない．心雑音に関しては，長年の高血圧症があるため，おそらく大動脈弁狭窄症だろう．問題は心電図である．一般的に陰性T波とST変化は，心筋虚血を反映している．ST上昇は貫壁性の虚血を，ST下降は心内膜下の虚血である．通常，ST上昇は1mm以上だが，$V_{2\sim3}$では2mm以上が陽性となるので，この症例の場合STは上昇していないとみてよい．胸部誘導全体に深い陰性T波が認められ，前壁中隔の虚血を反映している．

　以上より，この心電図は不安定狭心症，または非ST上昇型心筋梗塞（non-STEMI），つまりACSが考えられる．両者は心電図のみでは区別できないが，この症例では，心筋逸脱酵素であるトロポニンTとCK-MBが陽性であるのでnon-STEMIとしてよいだろう．

　この心電図をみただけで，ただちに高次医療機関に搬送する必要がある．少しでも早く経皮的冠動脈インターベンション（PCI）を行うためである．その際，アスピリン錠（162～325mg）をかみ砕いてもらい，血小板凝集を抑制しておくと予後改善がみこまれる．もし院内にあれば，クロピドグレルも一緒に内服させる．もちろん静脈ラインはとっておいた方がよいが，1分でも早く搬送する必要があるので，間に合わない場合は搬送を優先させる．

診　断

非 ST 上昇型心筋梗塞（non-ST elevation myocardial infarction：non-STEMI）

考　察

　本症例は心臓カテーテル検査が行われ，前下行枝起始部に99％の狭窄を認めた．ステントも留置され，幸い経過は良好であった．

　不安定狭心症とnon-STEMIは互いに移行することが多く，臨床症状と心電図所見もほぼ同じで，初期治療も同じである．つまり，両者とも冠動脈内で不安定プラークが詰まったり流れたりしている状況である．そこで最近では，非ST上昇型急性冠症候群（non-ST elevation acute coronary syndrome：NSTEACS）と呼んでいる人もいる．non-STEMIにおける虚血心電図の特徴は，①ST下降，②T波の陰転化，である．ただし，左室肥大などでもともと陰性T波の場合はそれが逆転する．

　non-STEMIはSTEMIに比べ，年齢が高く，3枝病変を示す頻度が高く，完全閉塞率は低いといわれている[1,2]．non-STEMIは心内膜下梗塞なので，最大CK値はSTEMIより低い，つまり心筋壊死の程度は低いといえる．しかし，予後は良好かというと，3枝病変を合併する場合は重症となることが多く，死亡リスクが高くなる．つまり，狭心症と判別のつかない軽症から，冠動脈バイパス手術を必要とする重症までさまざまな病態を含んでいるといえよう．これが，non-STEMI診断の難しいところである．日本人の場合，

表7-1　Braunwaldによる不安定狭心症の分類

Class Ⅰ	新規発症の重症または増悪型狭心症 ●最近2か月以内に発症した狭心症 ●1日に3回以上発作が頻発するか，軽労作にても発作が起きる増悪型労作狭心症．安静時狭心症は認めない
Class Ⅱ	亜急性安静狭心症 ●最近1か月以内に1回以上の安静狭心症があるが，48時間以内に発作を認めない
Class Ⅲ	急性安静狭心症 ●48時間以内に1回以上の安静時発作を認める

（Braunwald E：Unstable angina. A classification. Circulation, 80 (2)：410-414, 1989より作成）

欧米と異なりnon-STEMIの頻度はSTEMIの数分の一であるが，近年増加しつつある．

　この患者は，最初の胸痛が出現した翌日に近医を受診している．このときは，抗不安薬が投与されているため，おそらく心臓神経症と診断されたのであろう．さて，初診の時点で読者諸兄は不安定狭心症と診断できるであろうか? もちろん，受診時の心電図は正常範囲内である．表7-1はBraunwaldによる不安定狭心症の分類であるが[3]，この患者はClassⅢ 急性安静時狭心症に当てはまると考えてよいだろう．しかし，この分類はあくまで狭心症あるいはACSと診断後の重症度を反映しているので，初診の時点ではあまり役に立たない．実は，かなり乱暴な言い方になるが，不安定狭心症の診断には「直感」が重要となってくる．もちろん，経験に根ざした直感である．

　不安定狭心症かもしれないと直感した際は，今後，心筋梗塞に発展する可能性があるということを説明し，経皮的冠動脈インターベンションの施行可能な病院に紹介することをお勧めする．ニトログリセリン（商品名 ニトロペン®舌下錠）を処方しておくことも忘れてはならない．もし，その効果があれば診断に一歩近づくことになるからだ．確かに，不安定狭心症はすぐには診断できない．しかし，独特の胸部絞扼感と冷汗，発作持続時間から不安定狭心症というkiller chest painを想起することはできる．もしかしたら，それは逆流性食道炎の痛みかもしれないし，心臓神経症かもしれない．しかし，それが不安定狭心症であれば患者の命にかかわってくることであるので，最も重要な疾患に焦点を当てることが要点となってくる．特に不安定狭心症を疑った場合は，overdiagnosisを恐れてはならない．あなたの直感に忠実であるべきだ．痛みについての考察を日々実践することで，直感は確実に鍛えられていくであろう．

 痛みからのメッセージ

①不安定狭心症とnon-STEMIは，一連の冠動脈疾患である．
②不安定狭心症の診断は病歴がすべてである．non-STEMIに移行する前に，一刻も早く患者を高次医療機関に紹介する．誤診を恐れないこと．
③non-STEMIの心電図波形はSTEMIとは異なるので注意する．

文献

1）Holmes DR Jr, et al：Cardiogenic shock in patients with acute ischemic syndromes with and without ST-segment elevation. Circulation, 100 (20)：2067-2073, 1999.

2）日本循環器学会，ほか：非ST上昇型急性冠症候群の診療に関するガイドライン（2012年改訂版）（http://www.j-circ.or.jp/guideline/pdf/JCS2012_kimura_h.pdf）.【閲覧：2020年3月23日】

3）Braunwald E：Unstable angina. A classification. Circulation, 80 (2)：410-414, 1989.

しびれか痛みか？

67歳，男性，建設会社の社長

- **主　訴**：足の痛み．
- **現病歴**：4〜5か月ほど前から両側の足背や足の先が時々痛んでいたが（ズーンとするような感じ），揉んだり足踏みしたりすると回復することが多く，これまで医師には相談していない．痛みは持続痛でNRS（numerical rating scale）は3〜4くらい．だいたい安静時に多く，間欠性跛行はない．しかし，ゴルフのラウンドの途中から痛くなったこともある．少し足の裏がしびれているような感覚がある．また，2か月ほど前から，寝ているときにふくらはぎのこむら返りが時々起こるようになった．昨晩は左足先の痛みが特に強く，こむら返りも起こったため心配して，本日，当院の内科外来を受診した．
- **併存疾患**：高血圧症，脂質異常症（アムロジピンとシンバスタチンを内服中）．
- **生活歴**：喫煙20本/日（50年間），飲酒 ビール700mL/日．
- **家族歴**：父親が糖尿病．

痛みへのアプローチ①

　強い痛みではないが，慢性に経過する足の痛みである．麻痺や歩行障害はない．OPQRST（p.38参照）をみてみよう．Onsetはゆっくり，増悪因子に関しては，安静時に痛みが多い．揉んだり足踏みすると回復する．腰部脊柱管狭窄症や閉塞性動脈硬化症（arteriosclerosis obliterans：ASO）にみられるような間欠性跛行はないようである．NRSは3〜4と軽度で，痛みの質に関しては“ズーン”とくるような感じと，足の裏がしびれているような感じがあるとのことである．範囲はだいたい足首から先である．随伴症状はふくらはぎのこむら返りである．これは，代謝疾患や末梢神経障害，腎不全，ASO，腰部脊柱管狭窄症，過換気症候群などさまざまな原因がある．Time courseは慢性の経過だが，徐々に悪化しているようである．

　この時点の鑑別は，最も高齢者に多い腰部脊柱管狭窄症やpolyneuropathy（多発神経障害），ASOなどである．ほかにも甲状腺機能低下症や血管炎，下肢静脈瘤も考えなくてはならないだろう．腰部脊柱管狭窄症は腰椎のすべりや骨棘，ヘルニアが原因であり，polyneuropathyは栄養性，アルコール性，代謝性などいろいろな原因が考えられる．アルコール多飲や糖尿病の家族歴が気になるところである．また，長期にわたる喫煙や高血圧はASOの原因になりうる．次に，身体診察やエックス線でこれらの可能性を探っていくことになる．

現　症

- 身長173cm, 体重78kg.
- バイタルサイン：体温36.1℃, 血圧128/73 mmHg, 脈拍数77回/分・整, 呼吸数12回/分.
- 身体所見：眼底は正常乳頭で, 動脈の狭小化あり（交叉現象なし）. 頸部・胸部・腹部に異常所見なし. 四肢では両側脛骨動脈・足背動脈の触知は良好, チアノーゼなし. 下肢の浮腫や静脈瘤, 皮疹・びらんはない.
  〈神経学的所見〉正常歩行, Romberg test 陰性, Lasegue test 陰性, 下肢筋力正常. 両側の足趾の痛覚は5/10と低下, 足趾振動覚6秒/6秒と低下. 深部腱反射は左右差ないが, 両側膝蓋腱とアキレス腱の反射（増強法：p.68を参照）が消失していた.
- 画像検査
  〈腰椎エックス線〉アライメントはほぼ正常, 腰椎のすべりや椎間板狭小化ははっきりしない.
- ABI（足関節上腕血圧比）は1.18/1.19と良好.

 痛みへのアプローチ ②

　身体診察では, はっきりとpolyneuropathyの所見が認められる. 「痛みの由来分類」から考えると, 間違いなく神経由来の痛みといえる. 内科的には代謝・内分泌性, 栄養障害性, 中毒性, 遺伝性などのpolyneuropathyを鑑別しなくてはならない（**表7-2**）. 両側ほぼ対称的な感覚低下なので, 血管炎によるものは考えにくい. 偏食はなく, 栄養状態良好, 胃の手術もしていないので, 亜急性連合性脊髄変性症や脚気は可能性としては低くなる. 整形外科的には腰部脊柱管狭窄症（馬尾型）が鑑別としてあがるが, エックス線所見からは考えにくいであろう.

　さて, 病歴で目を引くのが父親の糖尿病である. 患者本人からも, 「以前, 糖尿病になりかけといわれたことがある.」とのコメントを得た. その日の採血では, 空腹時血糖110 mg/dL, HbA1c 7.4 %であることがわかった. 診断基準では「糖尿病型」なので, もう一度, 日をかえて血糖を測定しなくてはならないが, ほぼ糖尿病といってよいだろう. その後, 神経内科にも診てもらったが, 糖尿病性神経障害とのことであった. 幸い腎機能は正常である. 後日, 眼科受診しているが, 網膜症の合併もなかった.

表7-2　感覚障害をきたす polyneuropathy

代謝・内分泌性	・糖尿病 ・甲状腺機能低下症 ・尿毒症
栄養障害性	・脚気（ビタミン B₁ 欠乏） ・亜急性連合性脊髄変性症（ビタミン B₁₂ 欠乏）
中毒症	・慢性アルコール中毒 ・重金属中毒 ・薬物性（パクリタキセル, イソニアジドなど）
遺伝性	・シャルコーマリートゥース（Charcot-Marie-Tooth）病
その他	・腰部脊柱管狭窄症 ・ギランバレー（Guillain-Barré）症候群

診　断

糖尿病性神経障害（diabetic neuropathy）

 考　察

　下肢の痛みと表在覚の低下は，しばしば同時に認められる．「痛みの由来分類」から考えると，神経の痛みはズキーンとくる電撃痛と，ズンズン・ジンジンと不快な痛みが持続するしびれ感に分けられる．糖尿病などのpolyneuropathyの場合は後者の痛み方が多い．逆に絞扼性末梢神経障害の場合は，しびれ感もあるが，どちらかというと電撃痛が多いであろう．糖尿病性神経障害は，毛細血管障害により末梢神経がダメージを受け，ソルビトールが神経細胞に蓄積することによって起こる末梢神経障害性疼痛である．

　Polyneuropathyの診断は，「痛みの内科診断学」にとってとても大きなウェイトを占める．逆に言うと，内科医にとってたいへんチャレンジしがいのある痛みでもある．そこまで専門的になる必要はないが，神経学的所見と整形外科的な所見に通じている必要がある．腰部脊柱管狭窄症を考えた際は，腰椎側面の前屈と背屈を撮影するようにしよう．高齢者では，椎間板が不安定となり，すべりからくる脊柱管狭窄症が起こりやすいためである．腰部脊柱管狭窄症の場合は，体を前屈したり，座ったりすることで痛みがすぐに軽快する，という特徴がある．もちろん，最終的にはMRIを撮影して狭窄と脊髄や馬尾，あるいは神経根の圧迫を証明する必要がある．

　Polyneuropathyの治療は，その原因によってさまざまであり，基本的には原因を治療することが必要となる．糖尿病の場合は，もちろん血糖コントロールが最も大切である．時間が経てばたつほど，神経障害（つまり痛み）は不可逆となっていくので気をつけよう．ほかに治療薬として，セロトニン・ノルアドレナリン再取り込み阻害薬（SNRI）やCaチャネル・ブロッカー，またNaチャネル・ブロッカーなどが必要となることもある（p.76を参照）．糖尿病性神経障害の特異的な薬剤としては，アルドース還元酵素阻害剤があるので，併用してもよい．Polyneuropathyはさまざまな疾患によって起こるため，幅広い鑑別の網を広げる必要がある．また，感覚の低下のため，壊疽やCharcot関節を合併しやすい．いわゆるフットケアが大切となってくる病態である．

 痛みからのメッセージ

①下肢の神経障害や痛みが，糖尿病の発見につながることがある．
②表在覚や振動覚の低下を伴う．
③腰部脊柱管狭窄症や，ほかのpolyneuropathyを除外する必要がある．

ヘントウに窮する

 21歳，女性，大学生

- **主　訴**：のどの痛み，発熱.
- **現病歴**：4日ほど前から37〜38℃の発熱と，のどの痛みが続いている.2日前に近医の内科受診.インフルエンザ抗原迅速診断テスト陰性で，「のどが腫れています」と言われ，ロキソプロフェン3錠分3とアモキシシリン750mg分3を処方された.しかし，症状の改善が乏しいため心配して当院の内科外来を受診した.身近に発熱者はいない.痛みは持続痛で，唾を飲み込んだり，物を食べたときに特に痛む.倦怠感が強く，食欲はほとんどない.前医では採血検査はされていない.
- **既往歴**：特記事項なし.
- **生活歴**：特記事項なし.

痛みへのアプローチ ①

　まず，問診からこの痛みに迫ってみよう.痛みの由来分類を考えると，これは明らかに「炎症」による痛みであろう.発症が急で，発熱と咽頭発赤，局所の圧痛を伴うことより，急性炎症であることがわかる.「痛みのOPQRST」を考えると，onsetはacute，摂食が増悪因子，痛みは持続痛で，痛みの程度はおそらく中等度.自発痛の範囲はのどに限局している.随伴症状は発熱（高熱）で，経過は初期からあまり変化なし，ということになろうか.感冒の可能性もあるが，鼻汁や咳嗽がないこと，身近に発熱者がいない，というところがそれらしくない.

　この時点で鑑別診断をあげるとすると，急性扁桃炎（溶連菌性扁桃炎）とインフルエンザ以外の感冒（アデノウイルス感染症など），伝染性単核球症などである.その他，まれではあるが重要な鑑別診断として，killer sore throat（後述，p.102），急性HIV感染症，原発性扁桃リンパ腫，成人スティル病などがある.前医はおそらく溶連菌性扁桃炎を考え，抗菌薬を処方したものと思われる.身体診察においては，肝脾腫の有無，ほかの部位のリンパ節腫脹，皮疹の有無，採血検査では肝障害について確認したいところである.

現　症

- 身長 156 cm，体重 48 kg.
- バイタルサイン：体温 37.8℃，血圧 104/62 mmHg，脈拍数 94回/分・整，呼吸数 16回/分.
- 身体所見

  〈口腔内〉咽頭後壁には発赤したリンパ濾胞が多数．両側口蓋扁桃は肥大して，白苔が付着している（図7-3）．扁桃を舌圧子で圧すると痛む.

  〈頸部〉両側の扁桃リンパ節（下顎角リンパ節）の腫脹と軽度の圧痛あり．また，軽度の圧痛を伴う両側後頸部リンパ節を多数触知する．大きさは1〜2 cm．甲状腺は腫大なし，圧痛なし.

  〈腹部〉肝臓および脾臓の濁音界拡大.

  〈皮膚〉皮疹なし，浮腫なし.

- 血液検査：WBC 9,750 /μL（リンパ球 61 %，異型リンパ球 7 %），AST 53 U/L，ALT 62 U/L，LDH 327 U/L，CRP 0.8 mg/dL.

 ## 痛みへのアプローチ②

　口腔内所見は，扁桃の炎症があることは間違いなさそうだ．しかし，これがウイルスによるものか細菌によるものかは，口腔内所見ではなかなかわからない．ところが，両側の後頸部リンパ節（図7-4）に腫脹があることにより，この患者の場合は全身性疾患の可能性が強くなる．前頸部リンパ節（扁桃リンパ節と顎下リンパ節のこと）は，口腔内や咽頭・扁桃の炎症を反映するが，後頸部リンパ節は，リンパ腫や全身性ウイルス疾患（伝染性単核球症や急性HIV感染症など）を反映するからだ．そこで，年齢や頻度からいっても伝染性単核球症の可能性がグッと高くなる．次の診察として肝脾腫の有無を腹部打

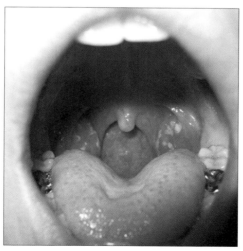

図7-3　伝染性単核球症の口腔内
（口絵9を参照）
扁桃の腫大，白苔の付着，咽頭後壁のリンパ濾胞が認められる.

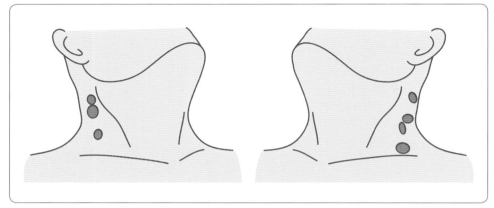

図7-4 頸部リンパ節
両側の後頸部リンパ節の腫脹と軽度の圧痛が認められる.

診で検討をつける(あるいは腹部超音波検査を行う)ことが必要である. この症例では,
軽度の肝脾腫が認められた. この時点で, おそらく伝染性単核球症であろう, ということ
になる. あとは, 血液検査で確かめるだけだ. いわゆる kissing disease であるが, エ
チケットとして最近の性交渉については聞かないようにしよう. それを聞いたところ
で, 何も得るものはない.

　血液検査ではリンパ球数の増加(白血球分画で50%以上), ギムザ染色では大型の異
型リンパ球(Downey cells)が認められる. そして肝障害が認められれば, まず伝染性単
核球症と考えてよいだろう. サイトメガロウイルスかEBウイルスの初感染かというこ
とになるが, サイトメガロの方が扁桃炎の合併は少なく, 表在リンパ節の腫脹も軽度だ.
決め手は, 抗体検査になる. IgM抗体が陽性となればきちんと診断がつくが, 本症例の
ようにまだ発症3日目であれば陽転していない可能性もある. EBを考える場合は
EBNA抗体検査も行うとよい. これが陽性であれば, 少なくとも初感染はないと考えて
よい. 抗体検査の結果が届くのは1週間ほどあとになる.

診　断
伝染性単核球症(infectious mononucleosis)

考　察

　のどの痛みの鑑別は多岐にわたる. まず, 忘れてならないのは killer sore throat と呼
ばれる危険な咽頭痛である. それは, ①急性喉頭蓋炎, ②扁桃周囲膿瘍, ③咽後膿瘍,
④Lemierre症候群(感染性血栓性頸静脈炎), ⑤Ludwig's angina(口腔底蜂窩織炎)の
ことである. 決して多くはないのだが, いずれも喉頭浮腫・喉頭蓋浮腫をきたし, 窒息
の原因となりうる. ⑤はまれであるが, 抜歯後に数十分の単位で急速に進行し, 喉頭
浮腫をきたすことがあるので危険である[1]. 多くは, 糖尿病や免疫不全を基礎にもって

いる患者が罹患する．Killer sore throatによる喉頭浮腫は，激烈な咽頭痛が特徴であり，特に嚥下時痛が強いため，唾を飲み込めずハンカチやティッシュで唾を拭っていることがある．ほかにも，こもり声，嗄声，呼吸困難，stridorなども起こりうる．また，憔悴した表情で，しゃべるのも苦痛そうである．こういった所見があれば，迷わず大きな病院に救急搬送した方がよい．もちろん，この患者にはこれらの危険症状はなく，killer sore throatではなかった．

前医では，急性扁桃炎と診断されているようだが，後頸部リンパ節の腫脹に気づいていれば診断が変わっていたであろう．肝脾腫の存在も重要である．ここでは詳述しないが，慣れれば打診にて比較的正確に判断できる．急性扁桃炎の原因菌はほとんどが溶連菌であるので，ペニシリンを選択することが多い．しかし伝染性単核球症ではペニシリンによる薬疹をきたしやすいので，きちんと診断することが大切だ．それにしても，前医の「のどが腫れている」は，診断ではない．「痛みの内科診断学」の実践には，"きちんと診断名を言う"ことが大切である．

最後に，EBウイルスおよびサイトメガロウイルス抗体検査が陰性または既感染であった場合は，HIVの初感染も考えなくてはならない．これらの3つのウイルスの初感染は非常に似通っている．疑った場合は理由を話し，HIV抗原検査や核酸検査を行わなくてはならない．ただし，HIVの検査においては，口頭で構わないので，患者の同意を得る必要がある．初感染の際に注意すべきは，ウィンドウピリオド*を考慮して抗原検査やRNA検査が必要になるということである．

 痛みからのメッセージ

①伝染性単核球症は，時に化膿性扁桃炎と間違えられることがある．
②両側後頸部リンパ節が腫脹している際は，全身性疾患を考える．
③Killer sore throatを想起する．

文献

1）坂中博昭，ほか：免疫抑制薬内服中に口腔底蜂窩織炎（Ludwig's angina）を合併した一例．日病総合診療医会誌，13（3）：22-25, 2017.

＊：ウィンドウピリオドとは，初感染は成立しているが，まだウイルスに対する特異抗体が産生されていない状態であり，抗体検査は陰性となる時期である．通常は初感染から1か月以内である．

症例 4 関節の内と外

 70歳，女性，主婦

- **主　訴**：全身の痛み.
- **現病歴**：3か月ほど前より両肩周囲から両上肢，および腰から両大腿にかけての痛みが出現. 次第に全身の倦怠感も出現するようになった. 痛みは特に手足を動かしたときや，寝返りを打ったときに強い. 夫と二人暮らしだが，家事をするのが苦痛になってきており，夫にまかせてじっとしていることが多い. 特に洗濯や掃除ができない. NRSは5〜6くらいである. 2か月前に近医の整形外科を受診したが，「筋肉痛でしょう」ということで，痛み止めと睡眠薬を処方された（詳細不明）. 痛み止めは効果あり. ときどき体温を測ると，37℃前後になっているが，高熱が出ることはない. 体重はこの3か月で2〜3kgやせた. 特に午前中は，手の指がこわばった感じがある. 友人の勧めで，当院の内科外来を受診した.
- **既往歴**：特記事項なし.
- **生活歴**：特記事項なし.

 ## 痛みへのアプローチ ①

　「全身の痛み」ということで受診する患者は多いが，本当に全身が痛いわけではない. 詳しく，どこが痛いかを聞かなくてはならない. 多くは多関節痛や四肢の筋肉痛であることが多い. この患者は，onsetはわりとゆっくり，増悪因子は運動で，安静で改善する. 特に手を上にあげる，たとえば洗濯物を干す際などの動作で痛みが強いことから，肩関節周囲の炎症が想起される. 痛みは中等度で，痛む部位は肩周囲と腰から大腿，手首と広い範囲である. 随伴症状は微熱と倦怠感である. 体重減少もあり，慢性炎症による消耗と考えられる. 経過は次第に増悪傾向にあり，すでに3か月たっているので「慢性痛」としてよいだろう.

　痛みの由来分類としては，「炎症」と「筋骨格系」が強く関与しているようである. つまり，運動時痛と微熱，およびNSAIDsの効果などからそう考えることができるだろう.

　次に診察と検査で，筋骨格系のどこに炎症があるのかを探っていくことになる. 関節リウマチ（RA），反応性関節炎などの脊椎関節炎，筋疾患，感染性心内膜炎などの慢性感染症，血液疾患，脊椎疾患など鑑別する範囲は広い. 朝のこわばりは，RAとリウマチ性多発筋痛症に多くみられ，特異性は高い. 反応性関節炎については，若年層に多いことと先行する感染がないため，可能性は低くなる.

現　症

- 身長 152 cm，体重 42 kg.
- バイタルサイン：体温 37.1℃，血圧 134/80 mmHg，脈拍数 78回/分・整，呼吸数 16回/分.
- 身体所見
  〈頭頸部〉側頭動脈の圧痛なし，視力障害なし．眼底は正常乳頭.
  〈胸腹部〉心雑音なし，肺副雑音なし.
  〈皮　膚〉皮疹なし.
  〈四　肢〉肩の挙上は90度まで．ただし，脱力してもらい他動的に動かすと120度くらいまで可能．他動的な外旋・内旋はほぼfull．両側三角筋に把握痛．下肢は両側大腿四頭筋に把握痛．股関節の屈曲は90度まで．Lasegue test 陰性．Patrick test 陰性.
  〈神経学的所見〉正常歩行．深部腱反射正常，左右差なし．表在覚障害なし．筋萎縮なし.
- 血液検査：WBC 9,600/μL（好中球78 %），赤沈 36mm/時，CRP 3.2mg/dL，ZTT 13.2 KU，リウマトイド因子（RF）陰性，抗CCP抗体（ACPA）陰性．総蛋白 7.5g/dL，Alb 3.1g/dL．AST，ALT，LDHは正常域.
- 画像検査：胸部エックス線，頸椎エックス線に大きな異常なし.

 痛みへのアプローチ ②

　特徴的な所見は，肩から上腕，腰部から大腿にかけての痛みで，筋肉の把握痛を伴っている．自発的な肩関節の挙上や股関節屈曲はできないが，他動的に動かすと関節可動域が改善する．Lasegue test や Patrick test など，他動的な診察手技では痛みは少ない．関節内の炎症（狭義の関節炎）であれば，自動的にも他動的にも痛みが強いが，関節周囲炎は，ゆっくり他動的手技を行うと痛みは軽度である．したがって，この所見は肩関節と股関節の関節周囲炎を示唆する（ただし，これは参考程度のものでしかない）．

　血液所見では，WBCの増加とCRP陽性から軽度の炎症があることがわかる．この炎症はZTTおよび赤沈の高値より，おそらく慢性的な経過をたどっているであろう．ZTTはイムノグロブリン（Ig）Gの濃度を反映する慢性炎症のよいマーカーであり，急性炎症では上昇しない．ほかにも本症例のように，総蛋白は正常化または増加しているのにアルブミン（Alb）が低下している場合は，Igが増加している慢性炎症が示唆される．

　痛みの由来分類は「炎症」と「筋（骨格）」であり，鑑別としてはリウマチ性多発筋痛症（polymyalgia rheumatica：PMR）と高齢発症関節リウマチということになろう．PMRと親戚の病気でRS3PE症候群（remitting seronegative symmetrical synovitis with pitting edema）があるが，これは特に手に高度の浮腫（ボクシンググラブ様浮腫）が出るため除外できる．PMRと高齢発症で，かつ血清反応陰性RAに関しては，なかなか鑑別が難しいが，典型的な近位筋のみの痛みはPMR独特のもので，RAにはない所見である．つまり，手のPIP関節（近位指節間関節）およびMP関節（中手指節間関節）の炎症と足首から先の関節炎はRAを示唆する．最終的には，プレドニゾロン（10〜15mg/日）の反応がよければ，PMRといってよい．PMRの診断基準を**表7-3**（Bird）と**表7-4**（EULAR/ACR）

表7-3 PMRの診断基準 (Birdら，1979年)

1. 両肩の疼痛　および/または　こわばり
2. 2週間以内の急性の発症(症状完成まで2週間以内)
3. 赤沈値40mm/時以上
4. 1時間以上持続する朝のこわばり
5. 65歳以上
6. 抑うつ症状　および/または　体重減少
7. 両上腕部の圧痛

＊上記7項目中，3項目以上を認めた場合PMRと診断する.

表7-4 PMRの暫定分類基準 (EULAR/ACR，2012年)

項　目	点数 (USあり)	点数 (USなし)
1. 朝のこわばり(45分を超える)	2	2
2. 股関節痛または可動域制限	1	1
3. RF陰性，ACPA陰性	2	2
4. 肩・股関節以外の関節痛がない	1	1
超音波検査(US)		
US1　少なくとも一方の肩関節所見[*1] 　　　および少なくとも一方の股関節所見[*2]	1	
US2　両肩の肩関節所見[*3]	1	

前提条件：50歳以上，両肩の痛み，CRP上昇または赤沈亢進.
スコア4点以上(USなし)，または5点以上(USあり)でPMRと診断する.
＊1：三角筋下滑液包炎および/または上腕二頭筋の腱鞘滑膜炎 および/または肩甲上
　　腕の滑膜炎.
＊2：滑膜炎および/または転子部滑液包炎.
＊3：両肩の三角筋下滑液包炎または上腕二頭筋の腱鞘滑膜炎または肩甲上腕の滑膜炎.
（Dasgupta B, et al：2012 provisional classification criteria for polymyalgia rheumatica：a
European League Against Rheumatism/American College of Rheumatology collaborative
initiative. Ann Rheum Dis, 71 (4)：484-492, 2012 より作成）

に示す．この患者は，両基準とも満たしている．EULAR/ACRの基準は「リウマトイド因子(RF)と抗CCP抗体(ACPA)陰性」が入っているため，典型的RAは除外できる．また，「前提条件」として，「50歳以上，両肩の痛み，CRPまたは赤沈の亢進」が必要なので注意されたい．超音波(エコー)検査についてはかなり有用であるが，慣れないと難しい．

診　断

リウマチ性多発筋痛症 (polymyalgia rheumatica：PMR)

考　察

　高齢者の痛みの疾患は数多いが，PMRは倦怠感や日常生活動作(ADL)の低下をきたすことが多く，「痛みの内科診断学」を学ぶうえで忘れてはならない疾患である．慣れればそこまで診断は難しくないが，しばしば鑑別に困る症例や誤診症例に出会う．いわゆ

るmimicker（よく似た疾患）が多いのである．たとえば，血清反応陰性RA，反応性関節炎，結晶誘発性関節炎，皮膚筋炎，感染性心内膜炎，線維筋痛症などである．また，筋痛症（myalgia）という名がついてはいるが，筋肉の痛みではない．組織学的にも筋肉に炎症は認められないので，病名に騙されてはいけない．病気の本態は慢性の関節周囲炎（periarthritis）であり，特に滑液包炎（bursitis）あるいは滑液鞘炎（tenosynovitis）が特徴的とされている．炎症をきたす滑液包は，主として肩関節周囲と股関節周囲の関節包である[1,2]．臨床的にも肩周囲と股関節周囲の痛みが特徴的である．末梢の関節はあまり侵されることはないが，手首や手のMP関節は軽度の滑膜炎（関節炎）をきたして腫脹しうる．膝より下はほとんど痛むことはない．

　滑液包とは，chapter 3（p.30）でも説明した筋膜（fascia）と呼ばれる結合組織の膜が，関節周囲で漿膜に形を変えたものである．滑液包は，骨と腱（あるいは皮膚）が激しくこすれ合う部位に，あたかも枕を敷くように横たわり，両者の摩擦を防いでいる小さな袋型の組織である．また，滑液鞘とは滑液包が長く伸びて腱の周囲を包み込んだものと考えられている．滑液包の内部，つまり枕の内部は，漿膜の産生する潤滑液に満たされている．PMRの際は，ふだんはあまり水のたまっていない滑液包が，パンパンに腫れあがっているのがエコー検査やMRIで見て取れる．当然，滑液包には痛みの神経が多数集まっているので痛みを感じる．

　RAとの違いは，PMRが滑液包・滑液鞘に炎症をきたすのに対し，RAは関節内部の滑膜に炎症をきたすことである．滑膜の慢性炎症は，関節内に水腫を引き起こし，滑膜（パンヌス）の増殖，そしてついには軟骨や骨の破壊をもたらす．PMRが関節破壊をきたさないのは，関節内部ではなく，滑液包の炎症だからである．なぜPMRが滑液包に炎症を引き起こすのかは，残念ながらまだわかっていない．ステロイドが奏効することより，リンパ球系の自己免疫機序が想定される．

　近年，PET-CTが導入されるにおよび，PMRに巨細胞性動脈炎（giant cell arteritis：GCA）の合併が多いことがわかってきた．GCAの際に最も問題となるのは，頭痛と視力障害である．これらの症状のないGCAも相当数あるようだ．基本的にGCAを合併した際には，プレドニゾロン1mg/kgから開始するべきであるが，症状がない場合はPMRと同様の10〜15mg/日でもよいという報告がある[3]．筆者らもこの容量で良好な結果を得ている．2018年よりGCAに対してPET-CTが保険適応になったので，疑わしい症例はPET-CTのある施設で撮影してもよいだろう．PMRは診断がきちんと行われれば，一般の診療所（クリニック）でも十分治療が可能な疾患である．

[massage] 　痛みからのメッセージ

①PMRの本体は，関節周囲の関節包の慢性炎症である．
②関節炎と関節周囲炎の鑑別が重要である．
③関節エコーが診断に寄与する．
④PMRの診断は，最終的にはステロイドの効果で判断せざるを得ない．　　　　✉

文献

1) Singh JA, et al：2012 update of the 2008 American College of Rheumatology recommendations for the use of disease-modifying antirheumatic drugs and biologic agents in the treatment of rheumatoid arthritis. Arthritis Care Res, 64 (5)：625-639, 2012.

2) Dasgupta B, et al：2012 provisional classification criteria for polymyalgia rheumatica：a European League Against Rheumatism/American College of Rheumatology collaborative initiative. Ann Rheum Dis, 71 (4)：484-492, 2012.

3) Delecoeuillerie G, et al：Polymyalgia rheumatica and temporal arteritis：a retrospective analysis of prognostic features and different corticosteroid regimens (11 year survey of 210 patients). Ann Rheum Dis, 47 (9)：733-739, 1988.

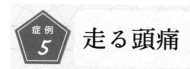

走る頭痛

症例 5

46歳，男性，会社員

- **主　訴**：後頭部痛.
- **現病歴**：3日前の朝から，後頭部痛が続いている．持続痛ではないが，だいたい左の後頭部から左側頭部にかけて，ズキーン，ズキーンと日に何十回と痛む．痛まないときも，後頭部に少し重い感じがある．特に誘因には気づかない．日頃から肩こりは強い方．昨日，かかりつけの近医の脳神経外科を受診し，頭部CTを撮影した．特に異常なく，「筋肉のこりでしょう」ということでロキソプロフェンを処方されたが，あまり効果がないために当院の内科外来を受診した．嘔気なし．光過敏なし，音過敏なし．
- **併存疾患**：高血圧症（アムロジピン服用中）.
- **家族歴**：母親が脳梗塞.

痛みへのアプローチ ①

　頭痛の鑑別である．頭痛には一次性頭痛と二次性頭痛がある．二次性頭痛はほかの疾患に付随して起こる頭痛であり，くも膜下出血や脳出血，化膿性髄膜炎など危険な頭痛を含む．Sudden onset，血管リスクがある，経験したことのない強い頭痛，50歳以上，バイタルサインの異常がある，といった場合は，その可能性があるため気合いを入れて診察する必要がある．この患者は50歳に近く，高血圧症があるので，一応，二次性頭痛も考慮しなくてはならないだろう．

　OPQRSTに関しては，onsetはacute，寛解・増悪因子なし，痛みは持続が短く，かなり強いようである．範囲は後頭部から左側頭にかけてで，随伴症状はなし，経時的変化はなしである．以上より，この患者の頭痛は非常に特徴的な痛み方であるのがわかる．痛みの持続時間は短く，それが何度も何度も押し寄せてくる．痛みの合間は，まったく痛みはないが，少し重い感じが残る（軽度のアロディニアととらえてよいだろう）．この時点で，「痛みの由来分類」は「神経」ではないかということに気づく．こういった痛み方の場合は，危険な二次性頭痛の可能性はかなり低くなる．

　ただし，安易に神経痛と断定してはいけない．確かめるために，何度も聞き返すことだ．たとえば「鋭く短い痛みですか？」とか，「ズキンと電気が走るようですか？」とか，「痛みの強さをグラフにするとこんな感じですか？」と，患者にわかりやすいように紙に描いたりする（図7-5）．この時点で，鑑別は大後頭神経痛と緊張型頭痛，さらに帯状疱疹であろう．神経痛を考えるときは，いつも帯状疱疹の可能性を忘れてはならない．髪の中に皮疹はないかを診察したい．グッと可能性は低くなるが，脳卒中も頭に入れておくべきであろう．ちなみに，片頭痛は閃輝暗点，拍動感や光過敏・音過敏，あるいは嘔

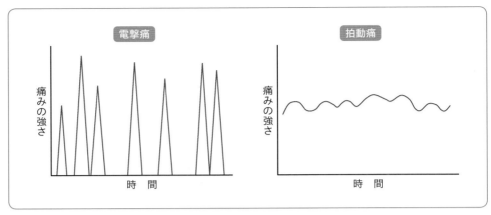

図7-5　頭痛の表現の図示

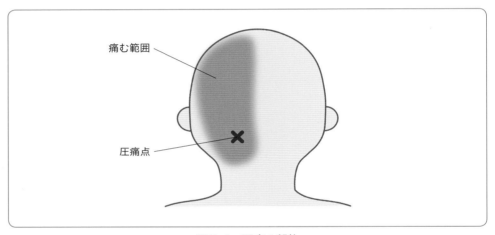

図7-6　頭痛の部位

濃い赤の部位は，自発痛および触覚過敏領域を示す．

気などの自律神経症状を伴うことが多く，電撃痛はきたさない．次の診察においてTinel
signや圧痛，アロディニアといった神経痛特有の所見がないかを探りたいところだ．も
ちろん，すべての頭痛患者の初診には大切だが，脳神経をはじめとする神経学的所見の
有無が必要だ．

 ## 現　症

- 身長 168cm，体重 68kg．
- バイタルサイン：体温36.3℃，血圧126/68mmHg，脈拍数76回/分・整，意識清．
- 身体所見
  〈神経学的所見〉歩行障害なし．Barre test 陰性．Romberg test 陰性．構音障害なし．
  〈頭頸部〉外後頭隆起から3cm左外側にピンポイントで圧痛あり（図7-6）．左側頭部は触
  覚過敏あり．眼底は正常乳頭．I～XII脳神経は異常を認めない．

痛みへのアプローチ ②

　神経痛は大きく分けると，2つの痛み方がある．絞扼痛における電撃痛と，神経障害性疼痛におけるしびれである．前者がズキーンとキリキリ，後者がジンジンやズキズキなどと言い表されることが多い．絞扼性末梢神経障害の場合は，絞扼部付近を叩いたり（Tinel sign），圧迫すると痛みが走るが，この患者では，大後頭神経が皮下に出てくる部位を圧迫すると痛みが出現した．ここは大後頭神経の圧痛点である．緊張型頭痛は両側性で，電撃痛はない．丁寧な神経診察で脳卒中は除外できるが，リスクの高い人は頭部CTまで撮影してもよいだろう．ちなみに筆者は，大後頭神経痛と診断した際は，頭部CTまでは撮影しないことが多い．ただし，red flagが立っているときは別である．つまり，①50歳以上，②今まで経験したことのない強い痛み，③突然発症，④神経症状・意識障害，⑤外傷，⑥血管リスクがある，などである．Red flagは注意しないとつい見逃してしまう．いつも，見えない「赤い旗」に気をつける習慣が必要ということだ．

診　断

　大後頭神経痛（greater occipital neuralgia）

考　察

　後頭神経は大後頭神経と小後頭神経に分かれる．大後頭神経は第二頸神経の後枝からなり外後頭隆起の2〜3cm外側で筋膜を貫いて頭頂から側頭の皮膚に分布する（図7-6の濃い赤の部位）．大後頭神経痛は頸椎症，頸椎ヘルニアや後頭部筋肉の絞扼による痛みといわれているが，正確な原因は不明である[1]．診断には，圧痛点を圧迫したり叩いたりして痛みが誘発されるかどうかが鍵になる．アロディニアを伴うことも多い．また，首を動かしたり，くしゃみや咳といった急な運動で誘発されることもある．緊張型頭痛とは機序が異なるが，痛みにより筋の硬直が起こり，緊張型頭痛を合併することもありうる．

　頸神経（C1〜3）の一部は，脊髄上部で三叉神経脊髄路核の神経細胞に接続しており，大後頭神経の痛み刺激が三叉神経に交叉して同側の眼窩や，前頭部，鼻の痛みを引き起こすことがある[2]．これは大後頭神経三叉神経症候群（great occipital trigeminal syndrome：GOTS）と呼ばれる．交叉するのは，三叉神経の第一枝のみであり，言葉を変えれば三叉神経第一枝領域に起こる関連痛といえる．GOTSでは，大後頭神経領域と同時に痛むことが多いが，三叉神経第一枝領域のみ痛むことがあるともいわれている．詳しい病態に関しては，今後の研究が待たれるところである．

　大後頭神経痛の治療は，まず，後頭部の僧帽筋の緊張をとることが大切である．これには経口筋弛緩薬や葛根湯が有効である．それでも効果が出ないときは，トラマドールやカルバマゼピンを考慮してよいだろう．また，非常に強い痛みだが，緊急性を要しないことを患者によく説明し，脳卒中や脳腫瘍ではないことを理解してもらうことが筋の

緊張緩和にも役立つ．経験上，強い痛みが慢性的に継続することは少ないが，しばしば再発する．その場合も効果のある処方がわかっていれば，再発時にも役立つ．

痛みからのメッセージ

①神経痛はすべての体の部位に起こりうる．特徴はズキンと走る電撃痛と，ジンジン痛む神経障害性疼痛である．

②アロディニアを伴う頭痛は，神経痛の可能性がある．

③時に大後頭神経三叉神経症候群（GOTS）の場合がある．

文献

1) Bogduk N：The neck and headaches. Neurol Clin, 22 (1)：151-171, 2004.

2) Busch V, et al：Functional connectivity between trigeminal and occipital nerves revealed by occipital nerve blockade and nociceptive blink reflexes. Cephalalgia, 26 (1)：50-55, 2006.

見えぬホウシン

60歳，男性，運転手

- **主　訴**：左胸背部痛.
- **現病歴**：夕方，車の運転中に左前胸部と左背部痛が出現，次第に痛みは増強した．その晩は痛みでほとんど睡眠できなかったため，翌朝，救急車にて当院の救急外来を受診した．NRS 10，血圧170/119 mmHgで左右差なし，脈拍数96回/分，呼吸数20回/分，GCS（Glasgow coma scale）15．大動脈解離が疑われ，すぐに造影CTが撮影された．しかし，明らかな解離所見はなく，肺梗塞や急性冠症候群（ACS）も否定された．入院を促したが，アセトアミノフェン点滴とペンタゾシン筋注にて痛みは半減したため，本人の希望で帰宅．翌日，当院の内科外来に受診となった．

  受診時，痛みは昨日と同じくらいに強く，横になると特に痛いため椅子に座って寝たという．また，痛みはほぼ持続的にあるが，時にズキーンと耐えられないような強さで襲ってくるため，とても日常生活はおくれないということであった．首を左右に向けたり，起居動作の際も強く痛んでいた．皮膚の表面の痛みというより，体の中から突き上げるような痛みである．痛みの範囲は，胸が左乳頭のやや上から鎖骨の範囲で，背中は左肩甲骨の上方であった．皮膚に変化はないとのことであった．
- **既往歴**：高血圧症（服薬あり．処方に関しては詳細不明）.
- **生活歴**：喫煙10本/日（40年間）．飲酒 ビール500 mL/日.

痛みへのアプローチ ①

　当初，非常に強烈なNRS 10の痛みであり，年齢や血圧も考えると立派なred flagが立っている．当然ながら，ERではkiller chest painとして対処している．しかし，内臓疾患は見つからず，痛みの原因はわからないままであった．「痛みのOPQRST」に関しては，onsetはacuteだがsuddenではない．痛みの増悪因子は，首の回旋や仰臥位ということであるが，どうもはっきりせず，何をしても痛むようである．しかし，確かにいえることは痛みの部位は固定しており，左Th 2〜3領域に電撃痛のような痛みを伴っているらしいということである．発熱や自律神経症状といった随伴症状はなく，time courseとしては，この2日間はほぼ変化なしである．これも内臓疾患らしくない．

　「痛みの由来分類」は，炎症か神経か筋肉ということになろう．難しいが，どうもデルマトーム（皮膚分節）に一致した電撃痛がありそうなので，まず，筆者は上部胸椎疾患による神経根症状を考えた．たとえば，転移性骨腫瘍や化膿性椎体炎，椎間板ヘルニア，脊柱管狭窄症，むち打ち症（頸椎捻挫）などである．ただ，通常のむち打ち症であれば外傷の既往があるが，この患者の場合はそれがなかった．また，脊髄そのものの疾患（脊髄損傷や脊髄梗塞）であれば，痛みは両側にくることが多く，下肢にも影響が及ぶであろう．

現　症

- 身長 164 cm，体重 60 kg.
- バイタルサイン：体温36.2℃，血圧142/80 mmHg，脈拍数78回/分・整．呼吸数16回/分.
- 身体所見：顔は苦悶様．歩行障害なし．Barre test 陰性．Romberg test 陰性．腱反射に左右差なし，増強や低下なし．病的反射なし．左Th 2〜3領域に表在覚の過敏およびアロディニアあり．軽度の圧痛はあるが，特に部位は固定していない．Jackson test 陽性，Spurling testは左に陽性である．脊椎棘突起の叩打痛はない．皮膚に皮疹なし.
- 血液検査：WBC 9,300/μL（好中球74 %），TP 7.4 g/dL，Alb 4.5 g/dL，AST 36 U/L，ALT 46 U/L，LDH 359 U/L，CRP 0.2 mg/dL.
- 画像検査
  〈頸椎・胸椎エックス線〉異常なし.
  〈胸椎MRI〉軽度の変形性脊椎症のみ（年齢相応）.

痛みへのアプローチ ②

　痛みが強いため，なかなか診察もスムーズに行えなかったが，Spurling testの結果や左Th 2〜3領域に過敏帯が認められたことで，やはり「痛みの由来分類」としては「神経」を第一に考えた．何かが神経根を圧迫しているのではないか．がんか，骨か，膿瘍か，ヘルニアか．そこで放射線科に無理を言ってMRIの撮影まで行った．最初は痛みのため臥床ができず，麻酔科医にモルヒネを投与してもらってようやくMRIを完了することができた．しかし，異常所見はなし．この時点で，帯状疱疹は頭に入れていなかった．何しろ皮膚はまったく正常で，ピリピリとした表面痛ではなく，深い部位の痛みを訴えていたためである．麻酔科への入院を勧めたが，どうしても帰りたいとのことであったので，トラムセット®配合錠を極量処方して，3日後に受診してもらうことにした.

経　過

　第6病日に再診察．NRSは8くらいまでになっており，前日は布団で眠ることができたということであった．しかし，オロナイン®H軟膏（消毒薬が主成分）を背中に塗ったら，急に痛みが強くなったとのことなので，もしやと思い背中の皮膚をみると，痛みに一致して，多くの小さな赤いブツブツ（紅斑性小丘疹）が出現していた（図**7-7**）.

診　断

　帯状疱疹（herpes zoster）

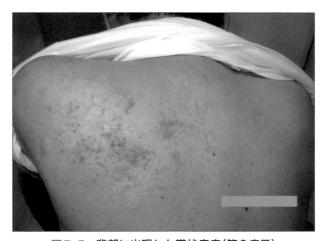

図7-7　背部に出現した帯状疱疹（第6病日）
（口絵10を参照）
右Th 2～3領域に一致して，小紅斑および一部に水疱を含む
丘疹を認めた．

考　察

　本症例は，筆者の手痛い診断困難例である．帯状疱疹は，言わずと知れた水痘・帯状
疱疹ウイルス（varicella zonster virus：VZV）の再燃による皮膚感染症である．VZVは
例外なく初感染後に脊髄後根神経節（感覚神経）に潜伏し，宿主の免疫能が低下すると再
活性化する．ウイルス粒子は神経軸索を通って末梢に移送され，最終的には表皮に感染
し，この時点で帯状疱疹が顕在化する．皮疹は，最初は小紅斑がデルマトーム（皮膚分節）
に一致して出現するが，次第に丘疹から水疱となる．皮疹と痛みは，2～6週間で寛解
していく．

　ここでの重要ポイントは，再活性化したウイルスが神経軸索を通り末梢へと移動し，
表皮に感染する（つまり疱疹が出現する）までに数日から1週間かかるということである．
したがって，その間は原因不明の痛みとして患者や医師を悩ませることになる．この症
例のように，ウイルス量が多い場合は，大動脈解離を疑うような強い疼痛となるであろ
う．もちろん，痛みはピリピリとした表皮の痛みというより，筋肉痛や内臓痛のような
「深い」痛みとして表現されることもある．場合によっては，最後まで皮疹がまったく現
れない「zoster sine herpete」もありうる[1]．Zoster sine herpeteの場合は，まず確定診
断は困難ということになっている．しかし「痛みの内科診断学」の読者は，痛みの由来分
類と身体所見を総合して診断していかなくてはならない（筆者は失敗したが）．経口抗ヘ
ルペス薬の効果は限定的であるが，それでもなるべく早期に投与すべきであろう．当然，
皮疹のないままに「帯状疱疹後神経痛」が出現することもありうる．したがって，原因不
明の強い慢性神経痛の中に，zoster sine herpeteから帯状疱疹後神経痛へと進展した痛
みも含まれているかもしれない．教訓に富む一例であった．

> ### 痛みからのメッセージ
> massage
>
> ①帯状疱疹の場合，疱疹が痛みより遅れて出現することがある．
>
> ②原因がわからない神経由来の疼痛(神経根症状)は，帯状疱疹も鑑別にあげる．
>
> ③帯状疱疹の痛みは，ピリピリとした表面の痛みだけではなく，ズキーンとくる「深い」痛み
> もありうる． ✉

文献

1) Lewis GW：Zoster sine herpete. Br Med J, 2 (5093)：418-421, 1958.

奥が深い腹痛

52歳，女性，主婦

- **主　訴**：腹痛.
- **現病歴**：昨日の午前中より軽い嘔気と食思不振があったが，そのまま経過をみていた．本日の朝になると腹部全体の膨満感と下腹部の痛みが出現したため近医を受診した．痛みはどちらかというと右下腹の方が強い．感染性胃腸炎の診断で，点滴を1本受け，整腸薬を処方され帰宅．しかし，夕方になっても腹痛が改善しないため当院の救急外来を受診した．NRS 7～8くらい．痛みに強弱は少なく，鈍痛．本日は嘔気なし．じっとしていた方が楽．2日前に魚の刺身を食べた．昨日と本朝，軟便1回あり．発熱はおそらくないとのこと．
- **既往歴**：慢性気管支炎，高血圧症（処方に関しては詳細不明）.
- **生活歴**：喫煙10本/日（30年間），飲酒なし.
- **家族歴**：母親が高脂血症.

痛みへのアプローチ ①

　OPQRSTをみてみよう．Onsetは，痛みがピークに達するまで1日近くかかっているため，subacute．寛解因子は安静．下腹部全体的に痛みがあり，強弱が少ない鈍痛である．Time courseに関しては，最初は嘔気と食思不振であり，その後は膨満感と下腹部全体の痛みに変わってきている．嘔気と食思不振は，上部消化管疾患を示唆するが，下腹部痛は主として下部消化管や骨盤内臓器疾患である．膨満感は，文字どおりガスで腹が張っていることをいうが，急性胃腸炎や腹水貯留でも「腹が張っている」と表現することがある．右下腹に痛みが強いということは，虫垂炎や回腸末端炎，あるいは右卵巣茎捻転などを示唆する．

　痛みの由来分類に関しては，この時点で内臓痛か体性痛かどうかの判断は難しいが，膨満感は内臓痛を示唆する．じっとしていた方が楽，というのはどちらかというと体性痛を示唆するが，これだけではわからない．たとえば，「自動車に乗っているときや階段を降りるときにひびきますか？」と聞いて，そうだと答えれば体性痛，つまり腹膜炎を示唆する．特に右下腹に痛みが響く場合は，虫垂炎を考えたい．あとで聞いたところでは，振動で下腹痛の増強があったとのことである．2日前の刺身に関しては，たとえば腸炎ビブリオやノロウイルス感染症を考える．普通便というのが気にかかるが，感染性腸炎や大腸憩室炎などの初期では下痢便でないこともある．

　総じて，この時点では第一に感染性腸炎を考えたが，虫垂炎は初期の感染性胃腸炎と同様の症状をとるので，忘れてはならない．さらに腸閉塞，腸管麻痺（イレウス），大腸憩室炎，骨盤内炎症性疾患，卵巣茎捻転，S状結腸軸捻転など鑑別は多彩である．いず

れにしても，この後の身体診察と検査が重要になる.

現　症

- 身長 158 cm，体重 64 kg.
- バイタルサイン：体温 37.2℃，血圧 112/68 mmHg，脈拍数 86 回/分・整，顔面蒼白，意識清.
- 身体所見
  〈腹部〉（図7-8）：平坦・軟.　圧痛ははっきりしない.　正常腸蠕動音.　Tapping pain なし. 筋性防御なし.　腫瘤なし.　CVA 叩打痛なし.　Rosenstein test 陰性，Rovsing test 陰性，psoas test 陰性，obturator test 陰性.
  〈皮膚〉皮疹，浮腫なし.
- 尿検査：蛋白（＋），ケトン（－），ビリルビン（－），WBC（－），潜血（±）.
- 血液検査
  〈血算〉WBC 12,200/μL（好中球 79 ％），血小板 10.3万/μL.
  〈生化学〉TP 7.5 g/dL, Alb 4.0 g/dL, BUN 8 mg/dL, Cr 0.4 mg/dL, T-bil 1.2 mg/dL, AST 16 U/L, ALT 10 U/L, LDH 183 U/L, ALP 351 U/L, CK 78 U/L, Gluc 101 mg/dL, CRP 0.2 mg/dL, D ダイマー 0.8 μg/mL.
- 画像検査
  〈腹部エックス線〉図7-9.

痛みへのアプローチ ②

　軽度の微熱があるが，バイタイルサインに大きな異常はない.　下腹部全体の痛みであるが，圧痛はあまりはっきりしない.　腹膜炎を示唆するような tappin pain（反跳痛と同

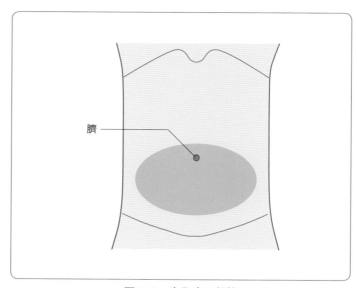

臍

図7-8　自発痛の部位

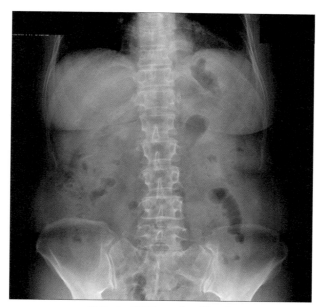

図7-9　腹部エックス線写真

等の意義がある）も，はっきりしない．この場合，内臓痛で炎症がほぼない状態か，あるいは炎症が後腹膜や骨盤など深部に及び，診察で捉えにくいためか，と考えるべきだ．後腹膜の炎症はpsoas sign，骨盤深部の炎症は，直腸診やobturator signの有無を確かめる（chapter 5を参照）．女性に対して直腸診は行いにくいが，必要なら躊躇すべきではない．

　検尿は，尿管結石や腎盂腎炎の鑑別のために腹痛診察では必須であるが，この場合は，病歴と身体所見でまず除外してよいだろう．尿蛋白（＋）は発熱性疾患の場合，陽性となることが多い．WBCは好中球の増加があるが，CRPは陰性であり，早期の炎症と捉えることができる．しかし，ノロウイルスなどのウイルス感染症であれば，CRPは陰性の場合が多いので，悩ましいところである．

　腹部エックス線写真では，小腸ガスが散見できる．虫垂炎や膵炎など，内臓の炎症性疾患の場合，腸管麻痺（イレウス）が起こることが多いため，小腸ガスはしばしば認められる．もし，小腸ガスの直径が4cm以上であれば腸閉塞を考えなければならない．虫垂結石は単純エックス線写真で見つけることはかなり難しい．

　総じて，筆者はこの時点でまだ感染性腸炎を考えていた．経口の抗菌薬であるレボフロキサシンと整腸薬を処方して，翌日外来でフォローすることとした．感染性腸炎であれば，下痢をきたす可能性が高い．

 ## 経　過

　翌朝，外来を受診した患者の下腹痛はまったく改善していなかった（NRS 7〜8）．下痢もみられていない．患者の許可を得て直腸診を行ったところ，10時方向に圧痛を認

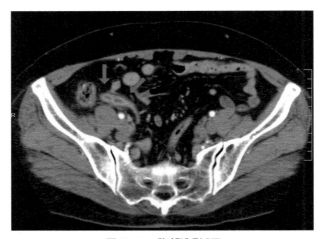

図7-10　腹部造影CT
矢印(➡)は肥大した虫垂，造影効果を伴う壁肥厚と内部の液体貯留が認められる．

めた．すぐに腹部造影CTを行ったところ，虫垂炎の診断となった(図7-10)．患者を消化器外科に紹介し，その日のうちに手術．幸い虫垂に穿孔はなく，術後は大過なく回復することとなった．

診　断
　急性虫垂炎 (acute appendicitis)

考　察
　虫垂炎は，急性腹症の基本となる疾患である．この症例は，筆者にとって手痛い診断遅延例である．急性虫垂炎では，食思不振，嘔気，上腹部痛(あるいは臍周囲痛)，その後に右下腹部痛と微熱が出現する．ほぼ典型的な経過をたどる場合は，そこまで診断は難しくない．しかし，この症例のように非典型例も時に存在し，ほかの疾患と誤診してしまうことがある．虫垂炎もまたgreat mimickerである．食思不振，嘔気，上腹部痛は，胃から小腸末端までの内臓痛を反映している．右下腹部の痛みは関連痛，さらに進行すると腫れた虫垂が前壁腹膜を刺激し，体性痛(現局性腹膜炎)が出現する．

　この症例の場合，病初期の症状は虫垂炎に典型的であるが，この時点では急性胃腸炎との鑑別はまず不可能である．ただし，もし回盲部の圧痛が証明できれば虫垂炎の可能性が高まる．おそらく，一時的に認められた右下腹部の痛みは虫垂の関連痛と考えられるが，その後，その部位に腹膜刺激症状は認められなかった．腫れた虫垂が骨盤内や後腹膜の方向へと向かった場合，物理的に前壁腹膜に接触することがない．この場合の自覚症状と身体所見は本症例のように非典型的になることが多い．先に示したような診察

手技の特異度は高いが，感度が低く，最終的には造影CTが必要になってくるであろう．しかし，何も考えないでCTを撮影することは，腹痛診療の上達には妨げとなる．これは筆者自身にとっても課題なのであるが，問診と診察・検査でできるだけ自分の考えをまとめたうえで，CTを撮影するような習慣をつけるようにしたい．

　急性虫垂炎は虫垂基部に虫垂結石が嵌頓し，内圧の上昇とともに虫垂内の細菌が増殖することによって生じるといわれている．胆石胆嚢炎と似た機序である．近年，虫垂炎初期（カタル性虫垂炎）においては抗菌薬による治療が推奨されるようになった[1]．発症して24時間以上たつと，穿孔の危険が高まる．穿孔すると膿瘍を形成し，外科的治療が不可欠となるほか，術後感染症の危険性も高まるため，早期の診断と治療が大切となる．また，ぜひ，「Coffee break」(p.34)でも紹介したCope先生の名著『急性腹症の早期診断』を読まれることをお勧めする．

 痛みからのメッセージ

①急性虫垂炎の進行は，食思不振や嘔気から右下腹部痛と発熱という経過をたどる．内臓痛 → 関連痛 → 体性痛（腹膜炎）という順番である．

②骨盤深部に虫垂がある場合は，腹膜刺激症状がなく，非典型的な所見を呈する．直腸診やpsoas test が有効である．

③早期診断ができれば，抗菌薬での治療が可能である．

文 献

1) Salminen P, et al : Five-year follow-up of antibiotic therapy for uncomplicated acute appendicitis in the APPAC randomized clinical trial. JAMA, 320 (12) : 1259-1265, 2018.

症例 8　帰宅可能な急性腹症

 31歳，男性，会社員

- **主　訴**：側腹部痛．
- **現病歴**：本日朝（2時間ほど前）より，左側腹部痛および左腰痛が出現，午前中に当院の内科外来を受診した．痛みは持続性で強弱はあまりなく，NRS 9．このような強い痛みは初めて．身の置きどころがないような感じ．軽い嘔気があるが，下痢・便秘はない．最終の排便は昨日の朝．食欲はない．発熱もなし．この数日間，生ものは食べていない．血尿なし．
- **既往歴**：18歳時に虫垂炎手術．
- **生活歴**：喫煙15本/日（20年間）．飲酒 焼酎2杯/日．健康食品・サプリメントなし．

痛みへのアプローチ ①

　身悶えするような強い痛みで，軽い嘔気があることより，痛みの由来分類としては，内臓痛が最も考えられる．この時点で疼痛部に炎症があるかどうかは不明だ．「痛みのOPQRST」では，onsetはacuteで，寛解・増悪因子は特にない．痛みを感じてから，痛みが最強点になるまでは，20～30分くらいとのことであった．小腸閉塞であれば，腹部正中付近あるいは「腹部全体」と表現するような疝痛（強弱のある痛み）が主で，嘔気だけでなく頻回の嘔吐が認められるであろう．痛みは左に偏っていることより，胃や左側結腸，左腎，脾臓あるいは心臓，腹部大動脈などの疾患が考えられる．

　年齢・既往歴から，心筋梗塞，大動脈解離や腹部大動脈瘤切迫破裂は考えづらい．

　診察・検査では，左CVA（costovertebral angle：肋骨脊椎角）の叩打痛や，腹膜刺激徴候，大動脈bruit，腹部エックス線写真などを確かめたいところだ．腹部エックス線検査では，小腸ガスや小腸の拡張（径4cm以上）や，腎臓の拡大，石灰化像の有無などを確かめたい．腹部超音波（エコー）検査も大切になってくる．

現　症

- 身長167cm，体重68kg．
- バイタルサイン：体温36.8℃，血圧138/78mmHg，脈拍数78回/分・整，意識清，苦悶様症状．
- 身体所見
  〈頭頸部〉異常なし．
  〈胸部〉心音整，S3・4（−），肺胞音，副雑音なし．
  〈腹部・腰部（図**7-11**）〉腸蠕動音減弱，左腎双手診で圧痛，筋性防御なし，tapping pain

なし，左CVAに叩打痛，大動脈bruit聴取せず.
- 画像検査
  〈腹部エックス線〉少量の小腸ガスと中等量の結腸ガスを認めるが，結石はなし.
  〈腹部エコー〉図7-12.
- 心電図：正常範囲.
- 血液検査：WBC 6,100/μL（好中球68%），Hb 14.5 g/dL，血小板18.9万/mm^3，乳酸2.3 mmol/L，CRP 0.2 mg/dL.
- 尿検査：蛋白（−），ケトン（−），ビリルビン（−），WBC（±），潜血（3+）.

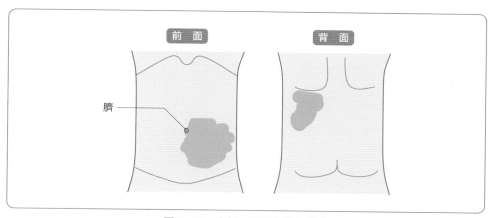

図7-11　腹部・腰部の痛む部分

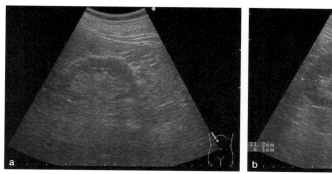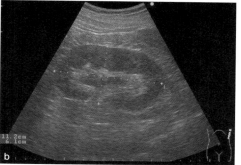

図7-12　腹部エコーの画像

a：右腎のエコー画像，b：左腎のエコー画像.

痛みへのアプローチ ②

　Chapter 4にも書いたが，バイタルサインの異常がなければ，急性腹症の診療はまず鎮痛から始まる．尿管結石とわかっていない場合は，アセトアミノフェン点滴を行い鑑別を絞っていく．尿管結石とわかっている場合は，NSAIDsの坐剤でもよいであろう．確定診断は，尿潜血と画像診断である．本症例では，尿潜血が3+と陽性である．結石

の結晶は金平糖のような形状をしており，尿管粘膜の出血はほぼ必発と考えてよい．画像診断にはエコー検査と単純CTが最も推奨されているが，クリニック（診療所）レベルでは，エコー検査と腹部単純撮影が実際的である．エコー検査では，水腎または水尿管の有無をみる．これらが見つかれば，尿管結石としてよいだろう．エコー検査で結石が証明されればなおよいが，見つからないことが多い．石を見つけるには，ある程度，エコー検査に習熟している必要があるが，水腎の有無は簡単にわかるだろう．

　腹部エックス線検査は，腸閉塞の鑑別や尿管結石の有無をみるために行う．カルシウム石では，エックス線で写ることが多いが，実際は石が小さく，ほかの陰影に隠れて見つからないことが多い．エックス線では1cm以上の石が詰まっていないかを見つけることが大切である．その場合は，自然排石は期待できず，泌尿器科に診てもらわなくてはいけないからだ．しかし，頻度としてはかなり少ないといってもよいだろう．尿潜血が陰性で，水腎が認められない場合は，尿管結石の可能性は低くなる．

　尿管結石と診断し，鎮痛が得られたなら，排石促進薬を処方して帰宅してもらうことが可能である．もちろん，次に同じような痛みに襲われたときには，原則，泌尿器科に受診してもらうように伝えることを忘れてはならない．尿管結石は再発率が高い疾患であるからだ．

診　断

尿管結石症（ureterolithiasis, ureteral stone disease）

考　察

　尿管結石は，男女比が2.5対1と男性に偏り，30〜40歳代に発症が多い．結石の成分は，カルシウム石（シュウ酸Caとリン酸Ca）が約9割を占める．これらの成分が尿中で過飽和状態になり，さらに脱水や尿濃縮を契機に一気に結晶が析出することで，結石が形成される．痛みは，水腎および水尿管による内臓痛が主体であるが，関連痛も同時に起こる．結石部位は腎盂尿管移行部，総腸骨動脈交叉部，尿管膀胱移行部の3つの生理的狭窄部位に多い．下部尿管の関連痛は同側の陰嚢，会陰，鼠径，あるいは恥骨周囲に起こる．「おしっこをしたい感じ」と表現する患者もいる．尿管結石の際には，プロスタグランジンの合成が亢進し，腎血流量の増加，抗利尿ホルモン（ADH）分泌の抑制，平滑筋の攣縮により，さらに内圧が上昇する．したがって，NSAIDsはシクロオキシゲナーゼ（COX）阻害により，下部尿管の内圧を低下させ，痛みを緩和する作用がある．

　かつて尿管結石の際には，大量の輸液（あるいは飲水）を行い，結石を膀胱に押し流すことが推奨されていたが，現在，輸液の効能は否定的である[1, 2]．たとえていうなら，腸閉塞の際に大量の飲水を行うようなものであろう．通常の小さな（1cm未満）尿管結石は，自然排石の可能性が高いが，ウラジロガシエキス（ウロカルン®）や漢方薬の猪苓湯は排石促進作用があるため，帰宅の際には処方した方がよい．筆者もこれらの薬と，

NSAIDsをよく用いている．1cm以上の結石は自然排石の可能性は低いため，体外衝撃波結石破砕術（ESWL）などの積極的な方法が推奨される．この場合，泌尿器科への紹介が必要だろう．

2013年の『尿路結石症診療ガイドライン』では，尿管結石は肥満やメタボリックシンドロームとの関連が深く，生活習慣病の1つであるとされている[1]．メタボの男性では，尿酸結石の頻度が高くなる．いわゆる痛風腎による慢性腎障害の可能性もあるので，生活習慣の改善が必要である．また，日常の積極的な飲水は，尿管結石の再発率を低下させることがわかっているため，患者が帰宅する際には一言申し添えてもよいだろう．

 痛みからのメッセージ

①尿管結石は，急な片側の側腹部痛または腰痛で発症することが多い．

②尿潜血およびエコー検査で水腎が証明できれば，尿管結石を診断できる．

③通常の内臓痛と異なり，NSAIDsが痛みに対して奏効する．

④痛みがおさまれば，帰宅可能である．再発したときは泌尿器科を受診させる．

文献

1）日本泌尿器科学会，ほか 編：尿路結石症診療ガイドライン 第2版（2013年版），金原出版，2013.

2）Springhart WP, et al：Forced versus minimal intravenous hydration in the management of acute renal colic：a randomized trial. J Endourol, 20（10）：713-716, 2006.

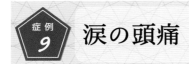

涙の頭痛

症例 9

 29歳，女性，会社員

- **主　訴**：頭痛．
- **現病歴**：数か月前から左眼の周囲に頭痛がある．痛みは夕方から夜にかけて多く，4〜5時間は続く．頻度は月に2〜3回ほど．通常は1日のみで終わるが，それが数日間続くこともある．月経周期とは関係なし．NRSは7〜8くらいで，痛みだすとすぐに痛みは最強度になる．軽い嘔気を伴うが，嘔吐することはない．時に左眼に涙を伴うことがある．閃輝暗点はない．痛みは拍動感がある．痛みだすと，日常動作はほぼ不可能で，暗い部屋でじっとしていることが多い．最近は，OTC医薬品の頭痛薬を常備しており，それを服用すると頭痛は軽くなる．1年前に職場の配置が変わり，ストレスが多くなった．肩こりはいつも感じている．
- **既往歴**：14歳時に虫垂炎手術．
- **生活歴**：独居．コールセンター勤務．喫煙なし，機会飲酒．

 ## 現　症

- 身長153cm，体重46kg．
- バイタルサイン：体温36.2℃，血圧98/52mmHg，脈拍数72回/分・整，呼吸数16回/分．
- その他：身体所見では特記事項なし．

 ## 痛みへのアプローチ

　診療所（クリニック）を受診する頭痛患者は後をたたないが，頭痛の場合は常に，危険な頭痛でないか，つまりred flagが立っていないかを気にしなくてはいけない．つまり二次性頭痛と呼ばれる，くも膜下出血や脳卒中，化膿性髄膜炎，椎骨脳底動脈解離などである．この患者の場合，幸い頭痛が始まって数か月がたっているので，その可能性はかなり低くなる．併存疾患もなさそうなので，まずは一次性頭痛と考えてよいであろう．

　OPQRSTに関しては，1回1回の頭痛そのものは，かなりacuteに出現する印象である．寛解・増悪因子については，夕方から夜にかけて出現することが多く，明らかに光過敏がありそうである．片頭痛では，リラックスしたときに頭痛が起こることがあるが，夕方以降に頭痛が起こるというのは，それに当てはまるかもしれない．痛みの強さはNRS 7〜8と強く，拍動性である．前兆ははっきりしない．また，痛みの範囲は三叉神経痛や群発頭痛でもみられる左眼窩周囲である．随伴症状としては，嘔気と肩こり，涙などが認められる．経過は，月に2〜3度の発作が続く再発性の頭痛ということであるが，特に頻度が増えているわけではない．その他の特記事項としては，おそらくNSAIDs

表7-5　前兆のない片頭痛の診断基準

A. B〜Dを満たす発作が5回以上ある[注1]
B. 頭痛発作の持続時間は4〜72時間(未治療もしくは治療が無効の場合)[注2, 3]
C. 頭痛は以下の4つの特徴の少なくとも2項目を満たす
　　1. 片側性
　　2. 拍動性
　　3. 中等度〜重度の頭痛
　　4. 日常的な動作(歩行や階段昇降など)により頭痛が増悪する，あるいは頭痛のために日常的な動作を避ける
D. 頭痛発作中に少なくとも以下の1項目を満たす
　　1. 悪心または嘔吐(あるいはその両方)
　　2. 光過敏および音過敏
E. ほかに最適なICHD-3の診断がない

注1：1回あるいは数回の片頭痛発作を症候性の片頭痛様頭痛発作と鑑別することは時に困難であると考えられる．また，1回あるいは数回の頭痛発作では特徴を把握することが難しい場合もある．したがって，発作を5回以上経験していることを診断の要件とした．発作回数が5回未満の例は，それ以外の1.1「前兆のない片頭痛」の診断基準を満たしていても，1.5.1「前兆のない片頭痛の疑い」にコード化すべきである．
注2：片頭痛発作中に入眠してしまい，目覚めたときには頭痛を認めない患者では，発作の持続時間を目覚めた時刻までとみなす．
注3：小児および思春期(18歳未満)では，片頭痛発作の持続時間は2〜72時間としてよいかもしれない(小児においては未治療時の発作持続時間が2時間未満でありうることのエビデンスは未だ立証されていない)．

(日本頭痛学会・国際頭痛分類委員会 訳：国際頭痛分類(第3版)．p.3〜4, 医学書院, 2018)

(OTC医薬品の頭痛薬)で頭痛は軽快すること，1年前からストレスが増えたことなどがあげられる．

「痛みの由来分類」に関しては分類が難しい．一次性頭痛の場合，痛むのは硬膜の血管周囲に分布する三叉神経が主体であるが，通常の神経痛と違い電撃痛でもしびれ感でもない．もし，電撃痛であれば三叉神経痛も鑑別に入るであろう．一次性頭痛の場合は，逆にいうと鑑別は限られているため，そこまで由来分類は重要ではない．あえて表現するなら，「血管痛」による内臓痛ということになるかもしれない．

さて，この頭痛の場合，眼窩周囲の痛みなので，片頭痛か群発頭痛か三叉神経痛か，ということが問題となるであろう．視力障害がある場合は，さらに緑内障やTolosa-Hunt症候群がそこに加わる．三叉神経痛は電撃痛が特徴であり，かつ自律神経症状がないので除外されるであろう．性差に関しては，片頭痛は女性に多く，群発頭痛は男性に多いということになっている．しかし，それぞれ例外があるため，参考程度にしかならない．部位は一側の眼窩周囲であり，時に涙を伴っているところが群発頭痛と迷うところである．

『国際頭痛分類』(第3版)[1]では，前兆のない片頭痛の診断は表7-5のようになる．これによると，A，B，C，Dのすべてを満たしており，この患者の診断は片頭痛と考えてよい．一方，群発頭痛の診断基準(表7-6)をみてみると，Bに関しては持続時間が4〜5時間と長いため当てはまらない．C-1-a)の流涙は当てはまるが，C-2およびDは当てはまらず，群発頭痛の可能性は低い．

表7-6　群発頭痛の診断基準

A. B〜Dを満たす発作が5回以上ある
B. （未治療の場合に）重度〜きわめて重度の一側の痛みが眼窩部，眼窩上部または側頭部のいずれか1つ以上の部位に15〜180分間持続する[注1]
C. 以下の1項目以上を認める
　1. 頭痛と同側に少なくとも以下の症状あるいは徴候の1項目を伴う
　　a) 結膜充血あるいは流涙（あるいはその両方）
　　b) 鼻閉または鼻漏（あるいはその両方）
　　c) 眼瞼浮腫
　　d) 前額部および顔面の発汗
　　e) 縮瞳または眼瞼下垂（あるいはその両方）
　2. 落ち着きのない，あるいは興奮した様子
D. 発作の頻度は1回/2日〜8回/日である[注2]
E. ほかに最適なICHD-3の診断がない

注1：3.1「群発頭痛」の活動時期発作時期の半分未満においては，発作の重症度が軽減または持続時間（短縮または延長）の変化（あるいはその両方）がみられることがある．
注2：3.1「群発頭痛」の活動時期の半分未満において，発作頻度はこれより低くてもよい．

（日本頭痛学会・国際頭痛分類委員会 訳：国際頭痛分類(第3版). p.29, 医学書院, 2018）

診　断

前兆のない片頭痛（migraine without aura）

考　察

　一次性頭痛は片頭痛，緊張型頭痛，群発頭痛が主である．片頭痛は前兆のない片頭痛と前兆のある片頭痛に分けられる．前兆とは，主として視覚異常であるが，表在覚の異常（頭や体の一側のチクチク感や感覚鈍麻）として現れることもある．視覚異常は有名な閃輝暗点が多い．芥川龍之介の遺作『歯車』のラストで，「半透明の歯車」のような閃輝暗点と，その後に襲ってくる頭痛が語られている．芥川は非常な精神的苦悩に陥っていた晩年，片頭痛にも悩んでいたようである．なお，閃輝暗点は，一側性であることを付け加えておこう．

　本症例では，群発頭痛との鑑別が重要になってくる．群発頭痛は実はまれな疾患であり，文字どおり「群発期」を有することが最大の特徴である．あたかも群発地震や火山の噴火のように，連日，何度もくり返し襲ってくる頭痛である．同じような地震が続くのではなく，余震のごとく，痛みが軽い日や，頻度が少ない日を含むのが特徴である．期間は数週から2か月であり，1日に数度起こることが多いが，1回の頭痛持続時間は15〜180分と片頭痛より短い．まず，「1日のみ，1回のみ」といった孤発頭痛はないと考えてよいだろう．片頭痛とは対照的に，発作の際はじっとしていることができず，落ち着きなく動き回ることが多いのも特徴の1つである．

　また，群発頭痛の自律神経症状であるが，悪心・嘔吐は診断において必要なく，必ず頭痛と同側の流涙，鼻汁，鼻閉，発汗・耳閉感といった局所随伴症状を伴うとされている．ただし，ほかの診断基準を満たしていれば局所随伴症状も絶対条件ではない．一方，

片頭痛の自律神経症状は，全身性で両側性のことが多い．発作時は，悪心・嘔吐，光過敏・音過敏のいずれかがほぼ必発で認められる．群発頭痛がそわそわと落ち着きがないのに対して，片頭痛は気分不良のために動けず，じっとしていることがほとんどである．流涙はあってもなくてもかまわない．

　片頭痛，群発頭痛とも1，2回の発作ではなかなか確定診断ができない．それでも，トリプタン製剤や予防薬の投与は優先されるべきであろう．逆にこれらの疾患であれば，薬剤反応性は良好なはずである．また，両頭痛とも慢性化することがあり，そうなると診断がさらに難しくなるが，治療は同様であるので，この場合も確定診断より治療が優先される．片頭痛の場合，最近では発作改善薬よりも予防薬投与が主体となりつつあるので，ぜひ試みていただきたい．

　また，慢性片頭痛の患者の場合，薬物乱用頭痛になっている場合がある．これは，連日，NSAIDsやトリプタン製剤を服用することで，かえって頭痛を増強させている病態である．この場合は，思い切って頭痛薬を中止しなくてはいけない．この際，予防薬を使うかどうかは，はっきり決まっていない．筆者は，NSAIDsを中止するかわりに五苓散を予防薬として使用し，良好な結果を得ている．

 痛みからのメッセージ

①眼窩周囲の頭痛の鑑別は，三叉神経痛，片頭痛，群発頭痛などが鑑別にあがる．
②片頭痛では，光過敏・音過敏や嘔気などの全身性の自律神経症状が多い．
③群発頭痛は，痛みの発作時間が短く，群発地震のように連日起こる．
④頭痛発作時，片頭痛の場合はじっとしており，群発頭痛の場合はせわしなく動き回ることが多い．　　　　　　　　　　　　　　　　　　　　　　　　　　✉

文献
1）日本頭痛学会・国際頭痛分類委員会 訳：国際頭痛分類（第3版）. 医学書院, 2018.

症例 10 男性特有の下腹部痛

 39歳，男性，アルバイト

- **主　訴**：下腹部痛．
- **現病歴**：糖尿病で内科に通院しており，そこからの紹介となった．背は高く肥満体．約5年前より，月に1～2度ほど下腹部正中付近（恥骨からやや上）が痛くなる．だいたい4～6日間ほど痛みは続き，2，3日目が一番痛い．そのときはNRS 7～8くらい．鈍痛かつ持続痛で強弱はほとんどない．痛みがないときも，下腹部に違和感があることが多い．便通に異常はない．今まで10か所近く医療機関に受診し，何度か血液検査，腹部CT・大腸内視鏡・腹部エコーなどが行われたが異常はみつからず，腸炎や膀胱炎，過敏性腸症候群（IBS）でしょうと言われたとのことである．その都度，抗菌薬や整腸薬を処方されたが効果はなし．ただし，ブチルスコポラミンで痛みは少しやわらぐため，内科にてときどき処方してもらっている．
- **既往歴**：2型糖尿病（HbA1c 6.8前後），虫垂炎（18歳時に手術）．
- **生活歴**：喫煙10本/日（20年間），飲酒なし．健康食品・サプリメントなし．アルバイトで生活している．

痛みへのアプローチ ①

　慢性痛といってもよい，長年の下腹部の症例である．5年にわたる病歴があり，それだけで悪性疾患の可能性は低くなる．問題は機能的な痛みか，器質的な炎症による痛みかである．慢性炎症があるとすると，炎症性腸疾患（クローン病，潰瘍性大腸炎，腸結核，アメーバ赤痢など）や再発する憩室炎，あるいは間質性膀胱炎，慢性前立腺炎などを考えなくてはいけない．一方，機能的な痛みとすると，過敏性腸症候群（IBS）や脊椎疾患による神経根症状，心因性疼痛などがある．しかし，大腸内視鏡にて大腸粘膜病変はないので，炎症性腸疾患は否定できるであろう．

　OPQRSTに関しては，onsetはゆっくりであるが，何度もくり返すという特徴がある．ブチルスコポラミンで痛みは軽快することより，何らかの形で平滑筋の緊張が考えられる．痛みは持続痛であり，典型的な腸管疝痛ではない．痛みの範囲は，下腹部正中で偏りはないため，神経根痛ではないようである．放散痛はない．随伴症状はないが，下腹部の違和感はよく感じる．5年間持続しており，経過に大きな変化はない．

　痛みの由来分類はかなり難しいが，この時点では，やはり内臓痛を最も考える．S状結腸や直腸の内臓痛，あるいは女性であれば，子宮および子宮付属器，膀胱などであろう．ブチルスコポラミンによる鎮痛は，内臓平滑筋の弛緩による効果と考えたい．強い炎症は考えにくいが，慢性炎症の可能性はあるであろう．筋肉，神経由来の痛みも考えられないことはないが，圧痛の欠如や痛みの性質より，否定的であると考えた．

　何とも鑑別診断は絞りにくいが，過敏性腸症候群(IBS)，慢性前立腺炎，間質性膀胱炎，再発性尿管結石，腹壁膿瘍，そして慢性疼痛などが候補にあがる．問診では，特に排尿時痛，頻尿の有無，場合によっては射精時痛などを聞く必要がある．なお，この患者は，頻尿や排尿時痛といった膀胱刺激症状はなかった．

 ## 現　症

- 身長181 cm，体重98 kg，BMI = 29.9.
- バイタルサイン：体温36.8℃，血圧148/83 mmHg，脈拍数78回/分・整，呼吸数18回/分．
- 身体所見
  〈頭頸部〉大きな異常なし．
  〈胸部〉心音清，心雑音なし，肺副雑音なし．
  〈腹部〉回盲部に手術痕．平坦軟，上に凸．正常腸蠕動音．圧痛なし，反跳痛なし．腫瘤なし．下腹部のCarnett test 陰性．
  〈皮膚〉水疱，湿疹なし．
- 画像検査：胸部エックス線，腹部エックス線に大きな異常なし．
- 血液検査：WBC 6,200/μL（好中球68 %），赤沈8 mm/時，CRP 0.32 mg/dL，ZTT 8.6 KU.
- 尿検査：蛋白(±)，白血球反応(−)，潜血(−).

 ## 痛みへのアプローチ ②

　身体診察と一般検査からは，特徴的な所見はなかったといってよい．腹部では，自発痛の部位に圧痛がなかったことより，以下のことが示唆される．

①骨盤内，あるいは後腹膜の炎症
②機能的疾患（過敏性腸症候群，身体表現性障害など）
③たまたま，診察時に症状がなかった

　Chapter 5（p.61）にも述べたが，骨盤内や後腹膜に炎症がある場合，腹膜刺激症状は出にくい．この場合は，ぜひとも直腸診を行い，圧痛の有無，その方向を確かめるべきであろう．

　実は，筆者はこの患者を過敏性腸症候群と思い込んで治療していたのだが，ふと直腸診を行っていなかったことに気づき，ある日，それを行った．軽いが明らかに前立腺に圧痛を認めた．触診上，前立腺の肥大・硬化は認めなかった．泌尿器科に紹介すると，慢性前立腺炎だろうということで，まずレボフロキサシンの抗菌薬を4週間と，セルニチンポーレンエキス（セルニルトン®）の投与が開始された．抗菌薬が終わったあとも，セルニチンポーレンエキスで治療が続けられたが，残念ながら若干の改善が認められるのみであった．

診　断
慢性前立腺炎 (chronic prostatitis)

考　察

　慢性前立腺炎は，慢性骨盤痛症候群とも呼ばれる．その名の通り，骨盤周囲(下腹・会陰・鼠径・殿部・陰囊・陰茎など)のどこかに痛みや不快感を感じる，あるいは排尿時や射精時の不快感という，非常にとらえどころのない疾患である．おそらく内科医には馴染みが少ないが，実は潜在的な患者はかなり多いといわれている[1]．

　前立腺炎は，**表7-7**のようにカテゴライズされる[2]．Ⅱ～Ⅳまでが慢性前立腺炎であるが，Ⅳは生検で偶然発見される病理学的概念なので，内科医は無視してよいだろう．ⅢAとBは，生検や細胞診で炎症細胞が認められるか否かということだけである．直腸診での圧痛は，認められても，そうでなくてもよい．非常に強い圧痛であれば，急性の前立腺炎を考える．ⅡとⅢはなかなか鑑別しにくい．尿検査における白血球(白血球数または白血球反応)が参考となるが，感染性(Ⅱ)でも膿尿が認められないことがある．2-glass testといって，中間尿と前立腺マッサージ後の初期尿をとって膿尿・細菌尿の有無をみる検査があるので試してみてもよいが，かなり専門的になる．いずれにしても，最終的なⅡとⅢの鑑別は，抗菌薬(前立腺に移行のよいフルオロキノロン)を4週間投与して反応をみることになる．この症例のように効果がなければ，Ⅲということになろう．

　前立腺炎は，急性または慢性細菌性前立腺炎であれば，完治させられる可能性があるが，Ⅲ(慢性骨盤痛症候群)となると難治である．抗菌薬は，効果がなければくり返すことは避けるべきである．もう1つの問題は，きちんと診断がなされずに，ドクターショッピングをくり返す症例が多いということである．診断は難しいが，ぜひこの疾患について理解を深め，「痛み難民」を減らしていただきたい．日本版NIH慢性前立腺炎問診票を**図7-13**(p.134)に示す[3]．これは診断ツールではなく，症状の強弱をみるスコアリングであるが，診断にも役に立つと思われる．

　最後に，この患者は結局，泌尿器科医も匙を投げて筆者のところに帰ってきた．セルニチンポーレンエキスは植物由来エキス製剤で，慢性前立腺炎／慢性骨盤痛症候群の症

表7-7　前立腺炎のカテゴリー

Ⅰ	急性細菌性前立腺炎
Ⅱ	慢性細菌性前立腺炎
ⅢA	慢性前立腺炎／慢性骨盤痛症候群，炎症あり
ⅢB	慢性前立腺炎／慢性骨盤痛症候群，炎症なし
Ⅳ	無症候性炎症性前立腺炎

(Krieger JN, et al：NIH consensus definition and classification of prostatitis. JAMA, 282 (3)：236-237, 1999 より引用)

状を改善させる効果はあるが，今回は無効であったため中止した．そして八味丸（八味地黄丸）に変更したところ，痛みの強さ・頻度とも約1/3になり，現在も治療継続中である．慢性前立腺炎の患者をおもちの読者は試みてよいかもしれない．なお，前立腺内は平滑筋が豊富で，ブチルスコポラミンで効果を示すことがある．

 痛みからのメッセージ

①非細菌性慢性前立腺炎は，長期にわたって骨盤周囲のどこかに痛みや不快感を感じる疾患で，診断が非常に難しい．

②直腸診で圧痛を認めれば可能性が高くなる．

③セルニチンポーレンエキスや八味地黄丸が効果を示すことがあるが，一般的に難治である．

文献

1) Krieger JN, et al：Epidemiology of prostatitis：new evidence for a world-wide problem. World J Urol, 21 (2)：70-74, 2003.

2) Krieger JN, et al：NIH consensus definition and classification of prostatitis. JAMA, 282 (3)：236-237, 1999.

3) 髙橋　聡，ほか：日本語版 National Institute of Health Chronic Prostatitis Symptom Index の作成について．日泌尿会誌, 105 (2)：62-65, 2014.

痛みあるいは不快感

1. この1週間で，次の場所に痛みや不快感を感じたことがありましたか？

	はい	いいえ
1a. 肛門と睾丸（こうがん）の間（股の間）	$\square_1$	$\square_0$
1b. 睾丸	$\square_1$	$\square_0$
1c. 陰茎の先端（排尿に関係なく）	$\square_1$	$\square_0$
1d. 腰の下，下腹部や膀胱の周囲	$\square_1$	$\square_0$

2. この1週間で，次のようなことがありましたか？

	はい	いいえ
2a. 排尿中の痛みまたは灼熱感	$\square_1$	$\square_0$
2b. 射精している時あるいは射精後の痛みまたは不快感	$\square_1$	$\square_0$

3. この1週間で，上記のような痛みや不快感をどのぐらい感じましたか？
- $\square_0$ 全くない
- $\square_1$ ほとんどない
- $\square_2$ ときどき
- $\square_3$ しばしば
- $\square_4$ だいたいいつも
- $\square_5$ いつも

4. この1週間で，あなたが感じた痛みまたは不快感の平均を表すとしたら何点ですか？

$\square$	$\square$	$\square$	$\square$	$\square$	$\square$	$\square$	$\square$	$\square$	$\square$	$\square$
0	1	2	3	4	5	6	7	8	9	10

全く痛くない　　　　　　　　　　　　　　これ以上はない
　　　　　　　　　　　　　　　　　　　ような痛み

排　尿

5. この1週間で，尿をしたあとにまだ尿が残っている感じがありましたか？
- $\square_0$ 全くない
- $\square_1$ 5回に1回の割合より少ない
- $\square_2$ 2回に1回の割合より少ない
- $\square_3$ 2回に1回の割合くらい
- $\square_4$ 2回に1回の割合より多い
- $\square_5$ ほとんどいつも

6. この1週間で，尿をしてから2時間以内にもう一度しなくてはならないことがありましたか？
- $\square_0$ 全くない
- $\square_1$ 5回に1回の割合より少ない
- $\square_2$ 2回に1回の割合より少ない
- $\square_3$ 2回に1回の割合くらい
- $\square_4$ 2回に1回の割合より多い
- $\square_5$ ほとんどいつも

図7-13　NIH 慢性前立腺炎

症状の影響

7. この1週間で，今ある症状のために普段していることを差し控えることがありましたか？

- □ $_0$　ない
- □ $_1$　ほんの少し
- □ $_2$　多少
- □ $_3$　とても

8. この1週間で，症状のことをどのぐらい考えましたか？

- □ $_0$　ない
- □ $_1$　ほんの少し
- □ $_2$　多少
- □ $_3$　とても

QOL

9. この1週間にあなたが感じた症状が変わらずに続くとしたらどう思いますか？

- □ $_0$　とても満足
- □ $_1$　満足
- □ $_2$　ほぼ満足
- □ $_3$　なんともいえない
- □ $_4$　やや不満
- □ $_5$　いやだ
- □ $_6$　とてもいやだ

| 領域別スコア |

痛み（1a ＋ 1b ＋ 1c ＋ 1d ＋ 2a ＋ 2b ＋ 3 ＋ 4）＝ ＿＿＿点

排尿症状（5 ＋ 6）＝ ＿＿＿点

QOLへの影響（7 ＋ 8 ＋ 9）＝ ＿＿＿点

合計 ＝ ＿＿＿点

症状スコア（NIH-CPSI）

（髙橋　聡, ほか：日本語版 National Institute of Health Chronic Prostatitis Symptom Index の作成について. 日泌尿会誌, 105（2）：63, 2014 より転載）

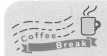

Killer pain の一撃

　痛みの疾患は限りなくあるが，最も手痛い一撃となるのはkiller painと呼ばれる致死性の痛みである．教科書やweb上では，killer sore throat，killer chest painなどと呼ばれ，それぞれいくつかの疾患が記載されている．急性腹症や二次性頭痛にいたっては，とても覚えきれないくらいのkiller painが含まれているといえよう．困ったことに，臨床現場では多くのcommonかつ非致死性の痛みに混じって，このkiller painという厄介者がまさに変装して普通の格好で訪れて来る．変装はたくみで，すっかりだまされてしまうことがある．しかし，われわれはこの殺し屋をなんとか見つけ出さなくてはならない．

　ERの当直をしていたときのことである．高齢男性が友人と酒を飲んでいて急に意識障害をきたし，救急搬送されてきた．到着時，意識はほぼ正常に戻り，バイタルサインや心電図，胸部エックス線，血糖，血液検査，また頭部CTでも大きな異常は認められなかった．このとき，患者は，「腰が痛い」と何度か言っていたのであるが，「何日も前から」ということなので，筆者としてはあまり気にしていなかった．アルコールによる意識障害であろうと判断し，帰宅させようとしたところ，再び軽度の意識障害をきたした．少し血圧も低下している．しばらく安静にさせるとまた落ち着いてくるので，いわゆる起立性低血圧である．とりあえず入院させて，精査をすることとした．

　翌日，若い医師が調べたところ，この患者に腹部大動脈瘤の病歴があることがわかった．病棟医長と緊急で腹部CTを撮る相談をしたまさにその直後，患者は急変して帰らぬ人となった．もちろん，原因は大動脈瘤の破裂であった．何日も前から続いていた腰痛は，後腹膜へのマイナーリークだったのだ．

　Killer painの一撃は，患者とその家族だけでなく，担当した医師にとっても，つらく耐えがたい衝撃となる．そしてそれは，一生，心の傷として残ることになるだろう．しかし，実はこのkiller pain自体は，自ら好んで変装してくるのではなく，ただ単に「痛み」としてあなたを訪れるだけである．変装しているように思うのは，医師の方が"バイアス"というサングラスをかけて，それらを見ているからなのだ．外来やERの現場には，いつも好まざる客がやってくるし，決してそれを避けることはできない．われわれは，できる限りバイアスを排除し，裸眼・心眼でkiller painをしかと見つめる訓練を積むのみである．

◤ おわりに ◢

― 伝統的内科診断学のすすめ ―

　痛みと医学の結びつきは深い．むしろ，痛みを癒したいという人類の願いが医学を発展させてきたと言ってもよいであろう．そして，多くの医学史上の発見が痛みという土台の上に築かれていった．本書は，痛みそのものに焦点をあて，さまざまな痛みの発する声に耳を傾け，それを積極的に診断に活かしていこうというコンセプトで書いたつもりである．

　外科医の命はメスであるが，はたして内科医にとってメスにあたるものは何であろうか．筆者は，常々それは「内科診断学」であると思っている．どのような内科の専門に進もうと，100年前まで内科は1つであったことを忘れてはならない．そして診断をつけることこそが内科医の大きな役割であった．現代では，内科は細分化され，検査は分業となり，CTが切らずして病変を見つけることが可能となった．しかし，1人の患者を前にしたとき，まず話を聞き，診察を行い，診断をつけること，これは内科医としての使命であり，よき伝統でもある．将来，どれほどAI診断が発達しようと，ちょっとした患者の表情やしぐさの影に潜む診断のヒントに気づくことはできないだろう．しかし，現代において，内科のよき伝統の光は傾き，たそがれを迎えつつあるように感じるのは筆者だけであろうか．

　痛みは内科診断学の教師であり，多くの示唆を内科医に与えてくれる．小さな診療所（クリニック）でも，大きな病院の診察室でも，ただ1人，患者と相対し，想像の翼を羽ばたかせて，患者とともに痛みの原因を探っていく．これこそが伝統的内科診断学の真髄ではないだろうか．決してCTを撮影することが重要なのではない．診察するという行為そのものが大切なのである．これなくしてCTを撮影することは，内科医の退化以外の何ものでもない．本書では，ほかにはない特徴として「痛みの由来分類」をあげ，詳しく解説している．若い医師には，このツールを手に，ぜひ伝統的内科診断学の世界に足を踏み入れていただきたいと願っている．

　この本を書くにあたって，多くの方々の助言や励ましの言葉をいただいた．単著で書いたのは，自分の表現と，自分が経験した症例にこだわったためである．しかし，遅筆ゆえの悲しさ，書き終わるまでに長い時間がかかってしまった．その間，折に触れて叱咤激励していただいた南山堂の渋田百日紅氏に深く感謝する．そして，各々の症例に適切なコメントをいただいた福岡大学病院の先生方にも感謝の意を表したい．また，リハビリ医でかつ主婦でもある妻の助言と協力がなければこの本は完成しなかっただろう．そしてもう1つ，小山なつ氏が運営されているウェブサイト「Pain Relief」からも多くの示唆や刺激を得ることができた（http://plaza.umin.ac.jp/~beehappy/analgesia/index.html）．このサイトは，痛みに関する知の集大成である．ぜひ，『痛みの内科診断学』の読者にもおすすめしたい．

　本書が，読者諸兄姉の痛み診療に少しでも役立つことができれば，大きな喜びである．

索　引

著者略歴 ─────────────────────

鍋島 茂樹（なべしま しげき）

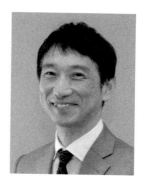

1990 年	福岡大学医学部 卒業
1996 年	九州大学大学院医学研究院 修了
1996 年	九州大学病院総合診療部 入局
2002 年	九州大学病院総合診療部 講師
2005 年	福岡大学病院総合診療部 講師
2006 年	福岡大学病院総合診療部 准教授
2015 年	福岡大学病院総合診療部 教授，現在に至る

痛みの内科診断学

2020 年 5 月 1 日　1 版 1 刷　　　　　　　　　　Ⓒ2020

著　者
なべしましげき
鍋島茂樹

発行者
株式会社 南山堂　　代表者 鈴木幹太
〒113-0034　東京都文京区湯島 4-1-11
TEL 代表 03-5689-7850　　www.nanzando.com

ISBN 978-4-525-21241-4　　　定価（本体 3,200 円＋税）